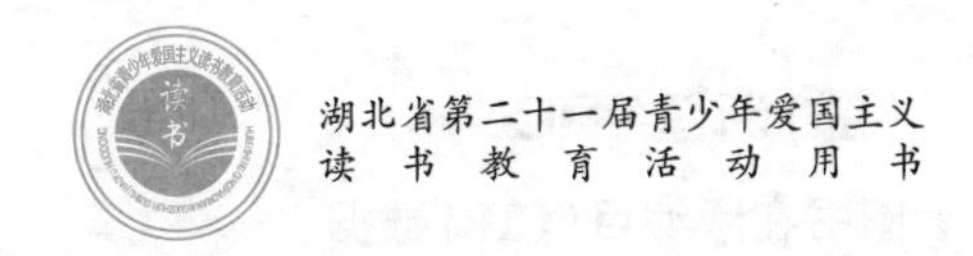

湖北省第二十一届青少年爱国主义
读 书 教 育 活 动 用 书

新时代校园爱国卫生运动与传染病防治

XINSHIDAI XIAOYUAN AIGUOWEISHENGYUNDONG
YU CHUANRANBING FANGZHI

中学版

湖北省青少年爱国主义读书教育活动组委会 组编

主 编 吕长兵 徐静东

副主编 陈 菲 李 玲

编 委 夏天顺 罗 磊 罗军杰 邓 睿 马丽娜 覃世龙 杨红英
周 亮 罗 彦 黄希骥 余惠红 卞晨阳 刘 阳 张 瑞
镇 重 盛 明 刘 爽 李菁菁 范传刚 彭 飞

U0282624

长江出版传媒 | 湖北教育出版社

(鄂)新登字02号

图书在版编目(CIP)数据

新时代校园爱国卫生运动与传染病防治:中学版/吕长兵,徐静东 主编.
—武汉:湖北教育出版社,2021.1

ISBN 978-7-5564-4134-1

Ⅰ.①新…
Ⅱ.①吕… ②徐…
Ⅲ.①传染病防治-少儿读物
Ⅳ.①R183-49

中国版本图书馆CIP数据核字(2020)第263918号

新时代校园爱国卫生运动与传染病防治:中学版

出品人 方 平
责任编辑 鞠继元 责任校对 王艳波
装帧设计 牛 红 责任督印 张遇春

出版发行
长江出版传媒 430070 武汉市雄楚大道268号
湖北教育出版社 430070 武汉市雄楚大道268号

经 销 新华书店
网 址 http://www.hbedup.com
印 刷 武汉市新华印刷有限责任公司
地 址 武汉市江夏区大桥新区邢远长街18号
开 本 880mm×1230mm 1/32
印 张 5.5
字 数 115千字
版 次 2021年1月第1版
印 次 2021年1月第1次印刷
书 号 ISBN 978-7-5564-4134-1
定 价 15.00元

版权所有,盗版必究
(图书如出现印装质量问题,请联系027-83637493进行调换)

前 言

2020年注定是不平凡的一年，一场突如其来的新型冠状病毒肺炎（以下简称“新冠肺炎”）疫情肆虐全球，人类损失惨重。

新冠肺炎是近百年来人类遭遇的影响范围最广的全球性大流行病，疫情暴发对全世界都是一次严重的危机和一场严峻的考验，使人类身体健康和生命安全面临着重大威胁。

这次疫情也是中华人民共和国成立以来发生的传播速度最快、感染范围最广、防控难度最大的一次重大突发公共卫生事件，对中国既是一次危机，也是一场大考。中国共产党和中国政府高度重视、迅速行动，习近平总书记亲自指挥、亲自部署，统揽全局、果断决策，为中国人民抗击疫情坚定了信心、凝聚了力量、指明了方向。全国上下贯彻“坚定信心、同舟共济、科学防治、精准施策”的总要求，打响了抗击疫情的人民战争、总体战、阻击战。经过艰苦卓绝的努力，中国付出了巨大的代价和牺牲，有力地扭转了疫情局势，用1个多月的时间初步遏制了疫情蔓延的势头，用2个月左右的时间将本土每日新增病例控制在个位数以内，用3个月左右的时间取得了武汉保卫战、湖北保卫战的决定性成果。疫情防控阻击战取得重大战略成果，维护了人民身体健康和生命安全，为维护地区和世界公共卫生安全做出了重要贡献。

但是，需要指出的是，虽然我们取得了抗击新冠肺炎疫情的阶段性成果，却暴露出我们在环境卫生、个人卫生、传染病防控等方面存在的不足，也让我们认识到：每个人都是自己健康的第一责任人，都要主动学习传染病防治方面的知识，养成良好的卫生健康习惯，以防患于未然。

“前事不忘，后事之师。”“亡羊而补牢，未为迟也。”此时此刻，重提这些古训，有着十分重要的现实意义。只要我们深刻汲取人类与传染病作斗争的经验和教训，每个人都行动起来，人人参与，并充分利用科学这个武器，最终一定能够战胜传染病。

目录

第一章 爱国卫生运动

第二章 认识传染病

第三章 呼吸道传染病

第一章　爱国卫生运动

2020年1月，新冠肺炎疫情暴发。我国通过开展爱国卫生运动，广泛动员卫生健康、民政、住建、交通运输、农业农村、市场监管等相关部门，依托爱国卫生工作网络，构筑联防联控的严密防线，为新冠肺炎疫情防控打下了重要基础。爱国卫生人人受益，疫情防控人人有责。一场以“改善环境，共享健康”“向不卫生不文明的饮食陋习宣战”“和谐心态，快乐生活”等为重点专题的动员，在全国掀起了爱国卫生运动的新高潮。

那么，什么是爱国卫生运动呢？

第一节　关于爱国卫生运动，这些需要了解

一、中国的独创

爱国卫生运动是党和政府把群众路线运用于卫生防病工作的伟大创举和成功实践，是中国特色社会主义事业特别是公共卫生工作的重要组成部分。

简而言之，这一运动是将我国的政治优势、组织优势、文化优势特别是群众运动优势转化为不断增进人民群众健康

福祉的具体行动，主要目的就是把广大人民群众发动起来，全民动员、全民参与，不断改善城乡环境，着力解决表现突出的卫生问题，普及健康生活方式，切实维护人民群众的健康权益。

二、1952 年正式发起

将爱国和卫生相结合与当时的历史背景密不可分。1952年，抗美援朝战争时期，为防御细菌战，我国在全国范围内深入开展了群众性卫生防疫运动，人民群众将其称为“爱国卫生运动”。

党中央肯定了这个名称，从那时起，爱国卫生运动就在全国上下蓬勃开展。针对不同时期的突出卫生问题，先后掀起了除“四害”、五讲四美三热爱、卫生城镇创建、厕所革命等一系列全民参与的爱国卫生运动浪潮。

三、除“四害”

1958 年 2 月 12 日，中共中央、国务院发出《关于除四害讲卫生的指示》。全国范围内迅速掀起了剿灭“四害”运动的高潮。这次运动规模浩大，全国 6 亿人民参与其中，有效降低了“四害”等病媒生物的密度，显著减少了鼠疫、疟疾、乙型脑炎等疾病的发生和流行。许多地区清除了大量的垃圾、污物，城乡面貌焕然一新。

四、五讲四美三热爱

1981 年 2 月 25 日，全国总工会、团中央、全国妇联、中国文联等 9 个单位联合发出倡议，号召全国人民特别是广大青少年开展以“讲文明、讲礼貌、讲卫生、讲秩序、讲道德”和“心灵美、语言美、行为美、环境美”为主要内容的文明礼貌活动。

随着“五讲四美”深入人心，其内容也在不断充实，后来又增加了“三热爱”的内容，即热爱祖国、热爱社会主义、热爱中国共产党，从而使其价值指向、思想内涵更加明确。

五、新中国的卫生奇迹

从中华人民共和国成立之初到现在，爱国卫生运动通过广泛发动群众，开展卫生宣传教育，对改善我国环境卫生面貌、提高全民健康文明水平发挥着不可替代的作用。比如，我国人均预期寿命从 35 岁提高到 77 岁，婴儿死亡率从 200‰下降到 6.1‰，孕产妇死亡率从 1500/10 万下降到 18.3/10 万，达到中等发达国家水平。

我国的爱国卫生运动是人类卫生健康事业发展史上的一项伟大创举和成功实践，世界卫生组织将其称之为“中国的卫生奇迹”。

六、社会健康治理杰出典范奖

2017 年 7 月 5 日下午，世界卫生组织向中国政府颁发“社会健康治理杰出典范奖”，以纪念中国爱国卫生运动开展 65 周年，表彰中国爱国卫生运动取得的辉煌成就。

世界卫生组织有关负责人在颁奖致辞中表示，世界卫生组织高度赞赏中国的远见卓识，并指出，早在“健康融入所有政策”成为全球公共卫生界的口号前，中国就已经通过爱国卫生运动践行着这一原则，为提高中国人民的健康水平做出了巨大贡献，并在许多领域激励着其他国家，为政府各部门、各机构以及社区携手合作，共同解决最紧迫的公共卫生问题提供了可借鉴的模式。

【链接】

关于爱国卫生运动，习近平总书记这样说

我们要继承和发扬爱国卫生运动优良传统，发挥群众工作的政治优势和组织优势，持续开展城乡环境卫生整洁行动，加大农村人居环境治理力度，建设健康、宜居、美丽家园。

——2016年8月19日，习近平总书记在全国卫生与健康大会上的讲话

坚持预防为主，深入开展爱国卫生运动，倡导健康文明生活方式，预防控制重大疾病。

——2017年10月18日，习近平总书记在中国共产党第十九次全国代表大会上的报告

要坚持预防为主的卫生与健康工作方针，大力开展爱国卫生运动，加强公共卫生队伍建设和基层防控能力建设，推动医防结合，真正把问题解决在萌芽之时、成灾之前。

——2020年2月23日，习近平总书记在统筹推进新冠肺炎疫情防控和经济社会发展工作部署会议上的讲话

坚持开展爱国卫生运动。这不是简单的清扫卫生，更多应该从人居环境改善、饮食习惯、社会心

理健康、公共卫生设施等多个方面开展工作，特别是要坚决杜绝食用野生动物的陋习，提倡文明健康、绿色环保的生活方式。

——2020 年 3 月 2 日，习近平总书记在同有关部门负责同志和专家学者就疫情防控科研攻关工作座谈时的讲话

第二节 爱护校园环境

校园环境泛指学校的基础环境和自然环境，包括楼宇建筑、校园场地、户内外活动所需物资和设施以及学校周边环境等。若校园环境不能适当改善，其卫生和安全状况不符合要求，将对全体师生的安全和健康带来不良影响。那么，我们应该如何爱护校园环境呢？

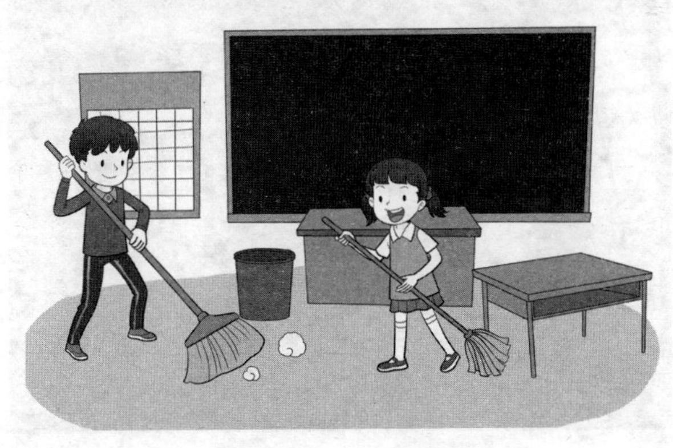

教室卫生大扫除

一、日常清洁和卫生大扫除

积极参与学校或班级组织的清洁活动，定期开展环境卫生大扫除活动，保持教室内的日常清洁，做到无卫生死角，垃圾日产日清。

二、个人物品清洗消毒

个人课桌和座椅表面等经常接触的地方和文具等经常使用的物品应每天擦拭清洗，并定期进行消毒。在学校使用的餐具，坚持一人一具，一用一消毒。

三、经常通风换气

学校教室、活动室、就餐场所、卧室（宿舍）每天上午和下午各开窗通风至少 1 次（雾霾天气和使用循环风空气净化消毒器除外），每次 30 分钟以上。中小学校的教室可利用午休、体育课和课外活动等时间段通风 30 分钟以上，也可在每节课的课间开窗通风。

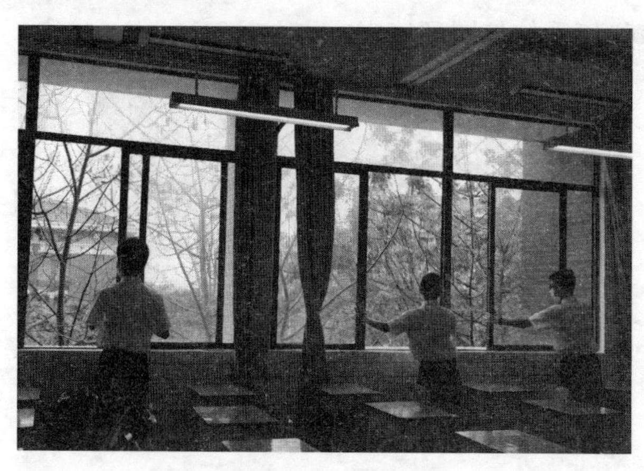

教室通风换气

四、做好拖布与抹布的管理

学校不同的区域应使用不同的拖布和抹布，食堂和盥洗室的拖布、抹布应专用。推荐不同区域（如食堂、教室、盥洗室等）用不同颜色的编码来标记清洁用具。拖布和重复使用的抹布用完后应洗净、悬挂晾干或烘干；清洁桶应在每次使用后清洗、充分干燥，再倒置储存。

【链接】

校园爱国卫生运动

2020年6月19日，为贯彻落实习近平总书记关于深入开展新时代爱国卫生运动的重要讲话精神，教育部下发《关于深入开展新时代校园爱国卫生运动的通知》，在全国各级各类学校深入开展新时代校园爱国卫生运动。主要内容包括以下四个方面。

（一）弘扬爱国卫生运动精神。深入开展爱国卫生运动中蕴含的爱国主义和集体主义教育，弘扬新时代伟大抗疫精神，紧密结合校园精神文明创建活动，将文明卫生教育与热爱祖国、热爱家乡、热爱校园、热爱生活相结合，引导广大师生培养爱国之情、砥砺强国之志、实践报国之行。

（二）改善校园环境卫生。从校园整体环境、食品安全、传染病防控、生活垃圾分类、厕所革命、控烟等方面进行推进和落实。具体包括完善学校基础设施，保障校园饮用水安全，提供充足的洗手设施；加强公共物品以及地面、走廊、电梯等公共区域清扫消毒，加强室内区域通风换气；规范开展绿地、楼道、食堂、宿舍等重点区域病媒生物防治；开展校园环境卫生大扫除，彻底清除积存杂物、废弃物、卫生死角，保持校园整体环境干净、整洁；大力宣传公共卫生安全、传染病防治和其他卫生健康知识，提高广大师生传染病防控意识和能力等。

（三）提升学生健康素养。一是倡导健康生活。保持疫情防控期间形成的勤洗手、常通风、少聚集、科学佩戴口罩、保持社交距离、保护野生动物等健康行为和习惯。加强生态文明和环境保护教育，倡导均衡营养、合理膳食，提倡分餐制和使用公勺公筷，减少一次性餐具使用，减少污染和浪费，养成文明健康绿色环保生活方式。二是提供方便、可及的心理健康服务，将心理疏导干预机制融入日常生活，帮助学生培养健全人格，做到自尊自信、理性平和、乐观向上。三是将新时代校园爱国卫生运动的内涵和要求作为学校教育教学重要内容，融入德智体美劳全面培养体系，融入课程教材体系。落实健康教育课程课时要求，多形式、多途径开展健康教育。持续开展“师生健康，中国健康”主题健康教育活动。加强学校体育、美育设施配备，引导学生积极参加体育锻炼和艺术活动。加强劳动教育，培养正确劳动价值观和良好劳动品质。四是营造健康环境，完善健康服务，加强健康管理，培育健康文化，引导各地积极创建健康学校。

（四）强化条件保障。主要包括加强组织领导、完善推进机制和加强宣传引导。

第三节 拒绝病媒生物的侵害

病媒生物指能直接或间接传播疾病（一般指人类疾病），危害、威胁人类健康的生物。广义的病媒生物包括脊椎动物和无脊椎动物，脊椎动物媒介主要是鼠类，属哺乳纲啮齿目动物；无脊椎动物媒介主要是昆虫纲的蚊、蝇、蟑螂、蚤等和蛛形纲的蜱、螨等。最常见的是老鼠、蚊子、蟑螂、苍蝇、跳蚤。

一、老鼠

老鼠是和人类关系最密切的动物之一，从人类开始定居务农有了家，老鼠就依附人类为生，时时处处危害人类。它们种类多，数量大，适应性强，能在人人喊打的情况下从古生存至今，成为人类不请自来、不受欢迎的“客人”。湖北地区的优势种群为小家鼠、褐家鼠、黄胸鼠、黑线姬鼠等。

鼠类的繁殖速度很快，每只雌鼠每年平均繁育 44.5 只幼鼠，一对成年鼠一年后约有 1.5 万只后代，可达十世同堂，俗语说，“一公加一母，一年二百五”。春秋季是老鼠繁殖生育的旺季，如果食物充足，藏身条件合适，四季都可繁殖种群。

鼠类可以把疾病直接传播给人类或通过体外寄生虫间接传播给人畜。鼠类可传播50多种疾病，如鼠疫、流行性出血热、斑疹伤寒等。

据专家估计，历史上被鼠类传播疾病夺走生命的人数超过历史上所有战争死亡人数的总和。

一旦在家中或学校发现老鼠，要及时消灭。一般主要采用器械灭鼠或药物灭鼠，器械包括粘鼠板、鼠夹、鼠笼等。

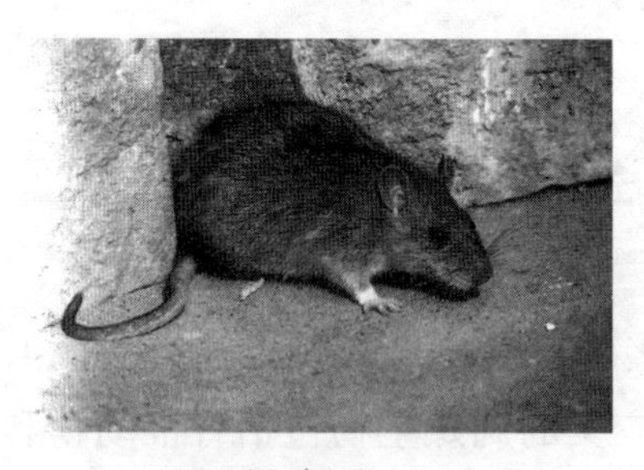
褐家鼠

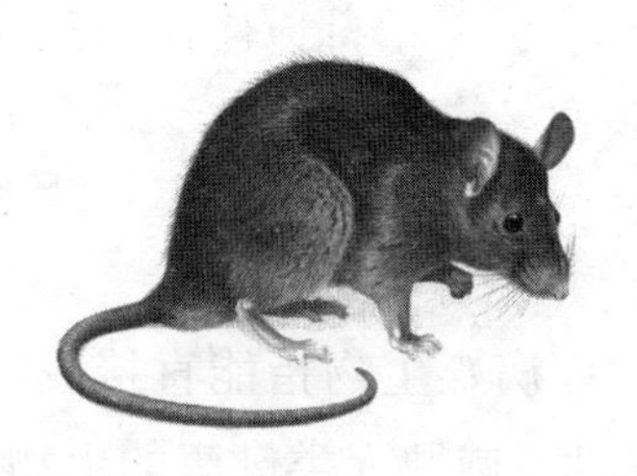
黄胸鼠

二、蚊子

蚊子又被人们称为“吸血鬼”，小小的蚊子几乎能出现在世界的每一个角落，几乎所有人都体验过被蚊子叮咬的烦恼。蚊子的繁殖离不开水。蚊子属完全变态的昆虫，它们的发育过程包括卵、幼虫、蛹、成虫四个时期。蚊子的卵在水中孵化，幼虫和蛹在水中生活，只有成虫在陆地上生活，所以蚊子的一生有三个时期在水中生长、发育，离开水就不能生存。

蚊子会传播病毒性的疾病，包括黄热病、登革热、流行性乙型脑炎、圣路易脑炎、多发性关节炎、裂谷热和西尼罗河热等。

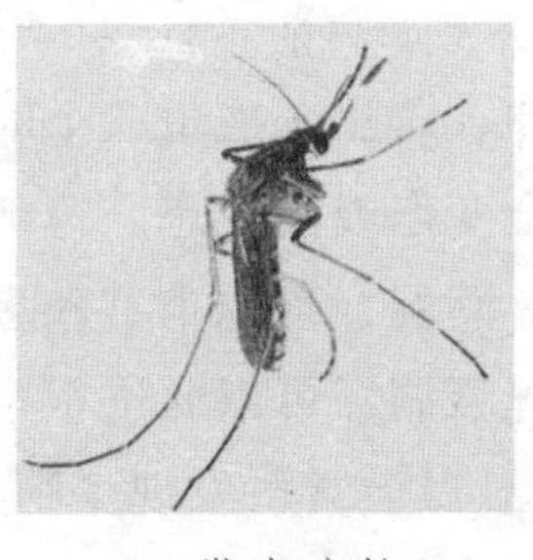

三带喙库蚊

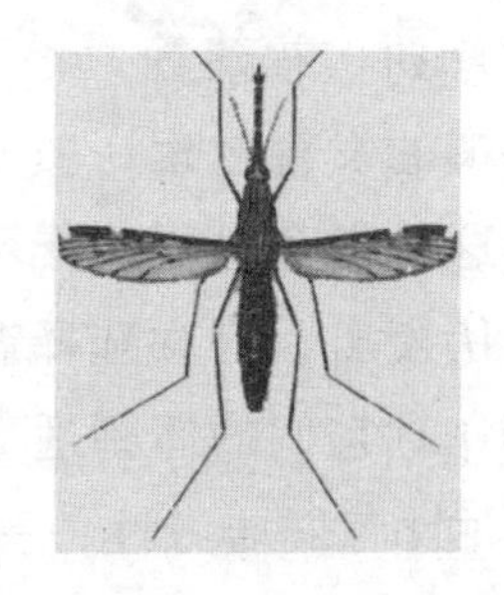

中华按蚊

用手拍打或使用电蚊拍、电子灭蚊灯、蚊香等都是灭蚊的有效方法。此外，在景观水体中放养柳条鱼、青鱼等，也可达到灭蚊的效果。

三、蟑螂

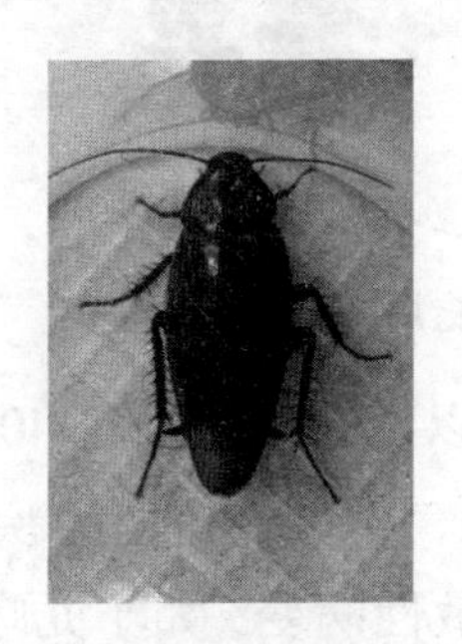

黑胸大蠊

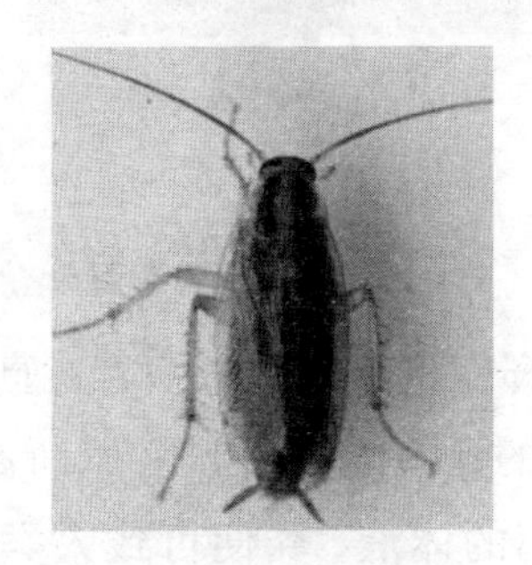

德国小蠊

蟑螂，学名蜚蠊，是现存最古老的昆虫之一，也是目前防治难度最大的人类害虫之一。全世界已知蟑螂种类有5000种以上，目前我国已记录的有200多种，大多数栖息于室外。由于适应的生活环境不一样，不同种类蟑螂的分布区域也有不同，如美洲大蠊、德国小蠊是全国性分布，而日本大蠊只分布在北方（东北、河北、内蒙古等），澳洲大蠊、褐斑大蠊主要分布在南方的热带、亚热带地区（海南、广东、广西、福建等）。

蟑螂的发育过程一般分为卵、若虫、成虫三个时期，无蛹期，这种发育过程叫作不完全变态或渐变态。蟑螂喜暗怕光，昼伏夜出，喜欢选择温暖、潮湿、食源丰富和多缝隙的场所栖息。它们的体型适于钻缝藏洞，可以躲进很窄小的洞缝中，而且有群居习性，一个栖息点上常可发现少则十几只，多则几十只、几百只甚至成千只聚集在一起。

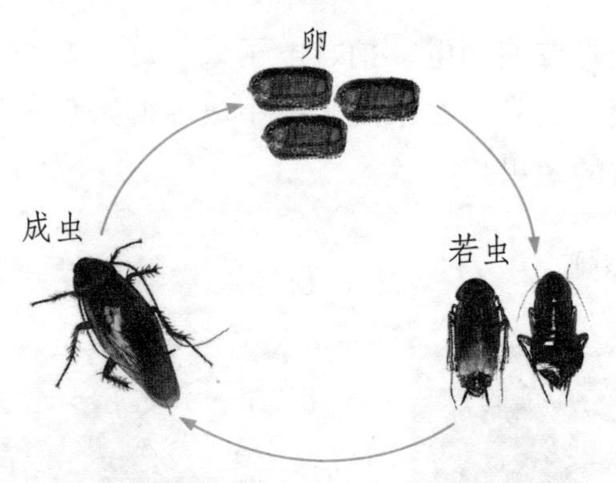

蟑螂的一个生长周期

蟑螂能携带细菌、病毒、真菌以及寄生虫卵等 40 多种致病物质，能够传播引起麻风、鼠疫、痢疾、疥疮等疾病的病菌。蟑螂的体液、粪便可致人类过敏性病变，如小儿哮喘等。另外，蟑螂还会侵害音响设备、通信设备和电脑等，国外也称蟑螂为“电脑害虫”。

人工捕杀，开水烫杀，粘捕，堵塞洞缝，超声波驱赶，使用电子灭蟑器、饵剂、胶饵等都可以杀灭蟑螂。此外，搞好室内卫生，破坏蟑螂的生存条件，更是防治蟑螂的重要措施。

四、苍蝇

耳边嗡嗡嗡，让人十分厌烦，想必大家都曾饱受苍蝇的袭扰。蝇类是主要的人类害虫之一，其种类繁多。

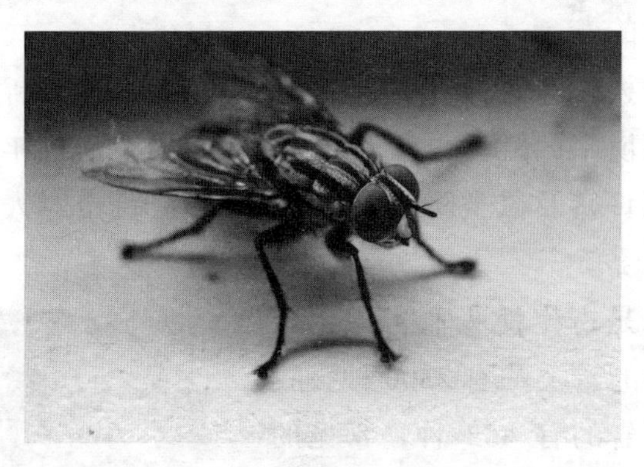

苍 蝇

苍蝇是主要在白天活动的昆虫，有趋光性，夜间则静止栖息。在温暖的季节里，苍蝇通常白天在室外或门户开放的菜市场、小饭店等处活动。若气温升到30℃以上则喜欢停留在较阴凉的地方，秋凉后则大量侵入室内。

苍蝇善于飞行，一小时可以飞6～8千米，但通常情况下，主要在栖息地附近觅食，常在以孳生地为中心、100～200米为半径的范围内活动。

苍蝇可以传播的疾病有伤寒、副伤寒、霍乱、副霍乱、细菌性痢疾、脊髓灰质炎、病毒性肝炎、炭疽、沙眼、蛔虫病、囊虫病等，危害很大。

我们在日常生活中如何减少苍蝇带来的危害呢？首先可以采取粘蝇纸、粘蝇条、蝇拍、捕蝇笼、粘捕式捕蝇灯、电击式捕蝇灯等捕杀苍蝇，也可用灭蝇蚊香杀灭苍蝇。此外，安装纱窗、风幕机或悬挂胶帘可以将苍蝇有效地阻挡在室外。当然，保持环境的清洁卫生也是必不可少的防蝇措施。我们要及时将各种垃圾清除干净，避免其吸引蝇类，成为蝇类的孳生地。

五、跳蚤

随着人们生活水平的提高和卫生条件的不断改善，我们生活环境中的跳蚤也渐渐少了。然而，由于近年来饲养宠物的风气日盛及鼠类防治措施的不得力，跳蚤对人类的危害仍然存在。

跳蚤是寄生性吸血害虫，全世界已知的蚤类约有2300种，我国目前报告的有 452 种，常见的跳蚤有鼠蚤、人蚤、猫蚤、狗蚤等。

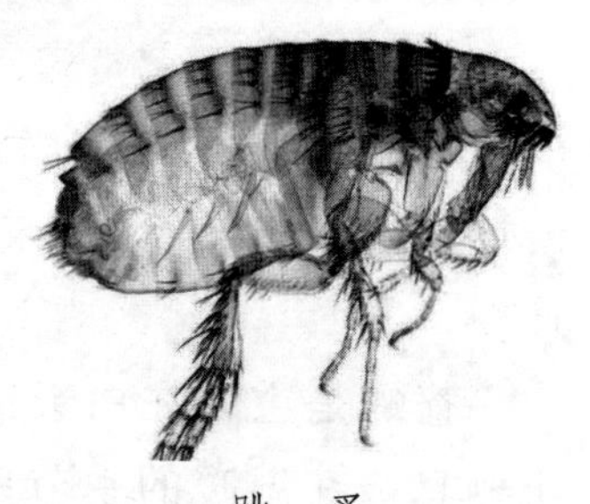
跳　蚤

一方面，跳蚤会对人类造成直接危害。当人们被它叮咬时不仅会产生刺激反应，引起疼痛，还会出现局部皮肤不同程度的过敏反应。由于蚤类有昼夜多次吸血的习性，一旦室内出现蚤类，则会使人坐卧难安，严重影响人的休息。当家畜、宠物体表附有大量寄生蚤类时，蚤类的吸血行为可使这些动物得不到正常休息从而影响其发育。

另一方面，跳蚤还会给人类带来间接危害。流行性出血热、鼠源性斑疹伤寒等传染性疾病皆可因蚤类刺吸人体的血液而传播。跳蚤还可以传播野兔热、绦虫病等疾病，严重危害人类健康。

要防治跳蚤，可以喷洒药剂直接将其杀灭，还可以在地面喷撒粉剂杀灭地面游离的跳蚤。同时，勤洗勤晒衣物被褥，贴身衣物拿去煮，大件衣物、凉席用开水烫，用吸尘器吸附灰尘，也能够减少跳蚤的孳生。

第四节 兴建卫生厕所，共享健康生活

吃喝拉撒睡几乎是每个人每天都必须做的事，但是你知道人的一生中共有多长时间在厕所里度过吗？世界厕所组织告诉你：3 年。根据世界厕所组织统计，每人每天上厕所 6 ~ 8 次，一年约 2500 次，算下来人的一生中约有 3 年时间在厕所里度过。也有人按每天如厕时间 30 分钟和人均寿命 75 岁计算，人一生中平均有 1.56 年要在厕所中度过。

厕所问题被我们忽视太久了。为了人生中 1 ~ 3 年上厕所的时间，难道我们不该致力于厕所卫生的改善吗？

据联合国儿童基金会统计，全世界约 60%的人口（45 亿人）家里要么没有厕所，要么有一个不能无害化处理粪便的厕所，近 9 亿人仍采取开放式、露天的方式排便。随处大小便会给人们带来严重的健康和安全风险，接触人类排泄物可导致霍乱、伤寒、肝炎、小儿麻痹症、腹泻和蠕虫感染等传染性疾病。

一、什么是卫生厕所

厕所要卫生，那究竟怎样才算得上卫生厕所呢？国家权威部门给出了具体标准。在 2019 年国家卫生健康委和农业农村部联合下发的《农村户厕建设技术要求（试行）》中，对卫生厕所进行了明确定义：有墙、有顶、有门，厕屋清洁、无臭，粪池无渗漏、无粪便暴露、无蝇蛆，粪便就地处理或适时清出处理，达到无害化卫生要求；或通过下水管道进入集中污水处理系统处理后达到排放要求，不污染周围环

境和水源。

二、什么是“厕所革命”

“厕所革命”最早是由联合国儿童基金会提出来的，是支持发展中国家对居民厕所进行升级改造的一项举措，旨在通过厕所改造快速改善各国居民的生活环境与健康状况。

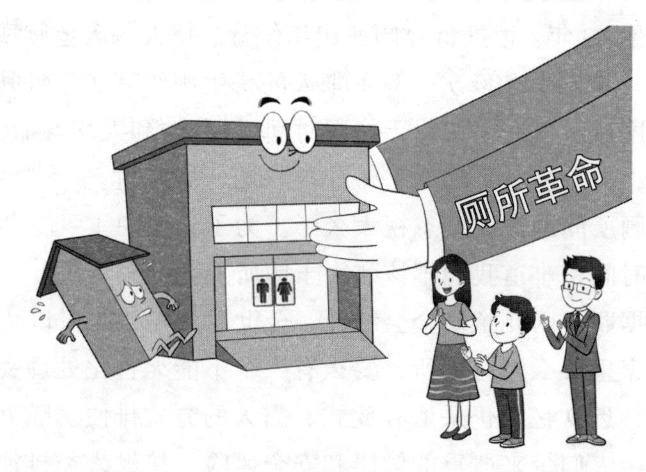

厕所革命

近年来，虽然我们国家的社会、经济取得了长足发展，但是在基层乡镇和农村，脏、乱、差等环境卫生问题仍然不容忽视，尤为突出的就是厕所卫生问题。在一些农村地区，旧式茅房、旱厕随处可见。为了取粪施肥方便，化粪池曝露于外，蝇蛆孳生，臭气弥漫，严重影响村容村貌；大多数粪便未经无害化处理就直接肥田或排放，从而污染农田、自然水体等环境，导致这些地方痢疾、伤寒等肠道传染病和蛔虫、血吸虫等引起的寄生虫病时有发生。

这些卫生问题一方面影响农村环境的改善，成为新农村发展的一个短板；另一方面也对城乡居民的身体健康构成了较大的威胁，制约了当地居民文明素质的提高。

近年来，在习近平总书记的高度重视和关心推动下，一场“厕所革命”逐步从景区扩展到全域、从城市扩展到农村。习近平总书记两次批示旅游系统推进“厕所革命”，多次在调研中强调厕所的重要性，并把它作为乡村振兴战略的一项具体工作来抓。

2018 年 12 月，中央农办、农业农村部、国家卫生健康委等 8 部门联合印发了《关于推进农村“厕所革命”专项行动的指导意见》，明确了全国各地农村“厕所革命”的任务和推进时间点，在全国范围内掀起了农村“厕所革命”的高潮。

我国的“厕所革命”是一件惠民生、得人心的大实事，受到了广大人民的普遍欢迎、国际社会的广泛肯定，也为广大发展中国家解决此类民生问题提供了中国样本。

【链接】

使用卫生厕所的好处你知道吗?

湖南省 2005 年的一项涉及 6 个县 24 个村的调查结果显示，在卫生厕所改厕地区寄生虫卵沉降率达到 87.5%以上，改厕村的寄生虫卵总阳性率要明显低于非改厕村的，并且改厕村的人体寄生虫总感染率、肠道传染病和感染性腹泻的发病率分别比未改厕村的下降了 67.0%、58.3%和 56.3%。调查结果表明：使用卫生厕所对肠道传染病、感染性腹泻和寄生虫感染均有不同程度的明显的预防效果。

满足人民美好生活的需要
厕所革命
健康中国 共建共享

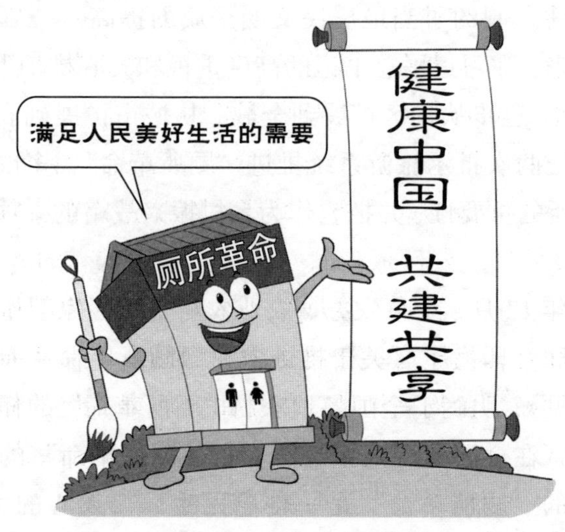

健康中国　共建共享

第五节　健康饮食，科学运动

青少年正处于生长发育的黄金时期，充足的营养不仅有助于我们体格和智力的发育，还可减少成年后患肥胖、高血压、冠心病和糖尿病等诸多慢性疾病的风险。这个时期的营养状况对我们一生都将产生深远影响。

一、食物安全才健康

只有保障食物的安全，才能更好地从食物中获得营养，促进我们的身体健康。那么，怎样才能保证食物安全呢？

首先，要吃新鲜的食物。选择当地当季或储藏期短的食物，这样的食物一般都比较新鲜。新鲜食物水分多，营养也丰富。食物存储的时间过长，会变得不新鲜，一些细菌、霉菌大量繁殖并产生毒素，或分解产生一些有害物质，如果食用了这些不新鲜的食物，会对身体健康有害。

其次，要吃卫生的食物。卫生的食物就是指干净无污染、无腐烂、包装无破损的食物。另外，熟食充分加热后才能食用；在外就餐时，要选择食品安全量化等级较高的 A（优秀）或 B（良好）级“笑脸”餐厅等。做好食物卫生的保障工作能防止各种有害物质通过食物进入我们的身体，从而危害我们的健康。如果食物被细菌、寄生虫、病毒、化学物质等污染，食用后就会导致食源性疾病。食源性疾病最常见的症状是腹痛、呕吐、腹泻，应及时处理或就医。

A 级：优秀
A-Excellent
B 级：良好
B-Good
C 级：一般
C-General

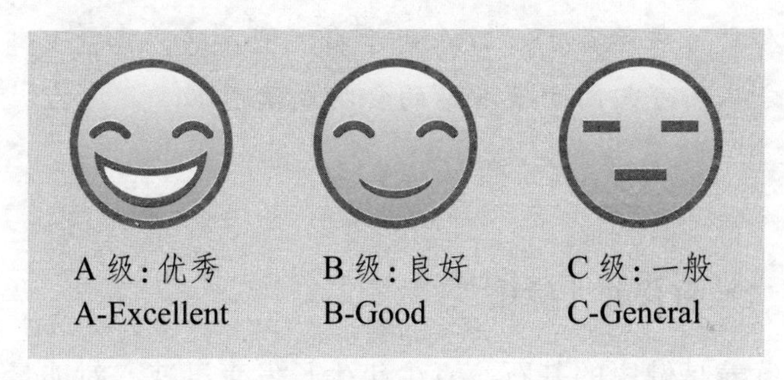

食品安全量化等级类别

最后，在选购食品时，要查看食品标签。一般食品的外包装上均印有食品标签，标注了食品的生产日期、保质期、配料表、营养成分表、质量（品质）等级等，我们可以从中获取相关信息，帮助我们判断食品是否新鲜、营养价值如何等。因此，我们在选购食品时要先查看食品标签，优先选择新鲜、卫生，含蛋白质、维生素和微量元素丰富的食物。

【链接】

什么是食源性疾病

食源性疾病是指通过摄食进入人体内的各种致病因子引起的、通常具有感染性质或中毒性质的一类疾病，包括常见的食物中毒、肠道传染病、人畜共患传染病、寄生虫病以及化学性有毒有害物质所引起的疾病。目前，无论是发展中国家还是发达国家，食源性疾病仍然是最大的食品安全问题。据世界卫生组织估计，全球每年发生食源性疾病数十亿人次，每年有 180 万人死于腹泻型疾病，其中大部分病例可归因于被污染的食物或饮用水。

二、有营养才健康

营养是健康的基石。青少年生长发育迅速，对能量和营养素的需求量相对高于成年人，充足的营养是其生长发育乃至一生健康的物质保障。为了维持身体机能的正常运转，我们每时每刻都需要消耗能量，而所消耗的能量要靠每天吃的食物来补充。

食物中含有七种人类赖以生存的营养素，包括碳水化合物、脂肪、蛋白质、维生素、矿物质、水和膳食纤维，其中碳水化合物、脂肪和蛋白质被称为三大产能营养素，能提供我们生命活动所需的能量。碳水化合物主要来源于谷薯类食物，是最经济、有效的能量来源；脂肪主要来源于植物油、动物油和肉类；蛋白质主要来源于鱼禽肉蛋奶类食物，只有当碳水化合物和脂肪供给能量不足时，才需要消耗蛋白质来提供能量。

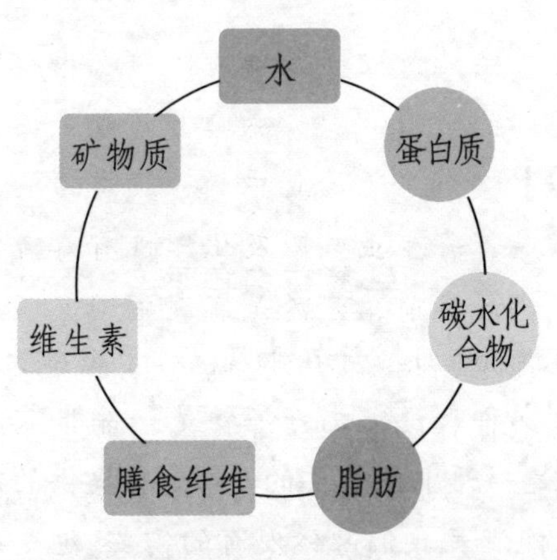

人类赖以生存的七种营养素

维生素和矿物质作为微量营养素，需要量较少，却是维持人体正常生理功能必不可少的。人体所需的维生素主要有维生素 A、维生素 D、维生素 E、维生素 B、维生素 C；人体所需的矿物质主要有钙、磷、镁、铁、锌、硒、碘等；大部分微量营养素无法由我们人体自身合成，需要从各类食物中获取。维生素和矿物质主要来源于蔬菜、水果和鱼禽肉蛋奶类食物。

膳食纤维主要存在于谷物中的表皮、蔬菜的茎叶、薯类、水果、大豆、坚果等食物中。

水是生命之源。在我们的身体中，水占了体重的很大比例，它分布在人体的血液、脑组织、肌肉组织和骨骼里。离开了水，我们所摄取的食物将无法被消化，人体所需的营养素将不能被输送到身体的各个部位上，人的体温也无法实现调节和均衡。

我们只有通过每天摄入各种各样的食物，才能保证身体获得充足的营养素来满足生长发育和学习生活的需要，才能健康地成长。

【链接】

早餐有多重要

俗话说：一日之计在于晨。对于正在长身体、强体质的青少年来说，吃好早餐是一件非常重要的事情。早餐是一天中最重要的一餐，它提供的能量和营养素不仅能满足我们身体发育的需要，也是维持大脑认知能力的物质基础。研究表明，不吃早餐或早餐食物种类单一，会影响青少年的认知能力，增加患上肥胖及相关慢性病的风险。吃营养充足的早餐，不仅有益于我们现在的健康，而且有益于我们将来的健康。

三、合理膳食是基础，科学运动不可少

早在两千多年前，《黄帝内经·素问》中就提出“五谷为养，五果为助，五畜为益，五菜为充”的饮食原则。这也体现了合理膳食的思想。食物是多种多样的，单一的任何一种食物都不能提供我们身体所需的全部营养素。合理的膳食必须是由多种食物组成的。所谓的合理膳食就是我们每天摄入食物的种类、数量和比例要适当，能最大程度地满足身体对营养素和能

量的需求，促进身体健康。那么，怎样才能实现合理膳食呢？

食物多样是实现合理膳食的基本途径。要满足身体的需求，每天需要摄入各类食物，比如谷薯类、蔬菜水果类、鱼禽肉蛋奶类、坚果类和油脂类等，平均每人每天要摄入12种以上的食物，每周25种以上。不过也不能只追求食物品种多，还要注意各类食物的摄入量。我们每天要吃足够的米饭、面条、粗粮等谷薯类主食；餐餐要有蔬菜，其中深色蔬菜要占一半以上；天天吃新鲜水果；坚持每天喝一杯奶，吃一个鸡蛋，蛋白蛋黄都要吃；常吃豆制品，适量吃鱼、禽、瘦肉；每天还要喝4 ~ 7杯水，首选白开水。此外，我们还要养成健康的饮食习惯，规律进餐，合理选择零食，少喝或不喝含糖饮料，不偏食节食，不暴饮暴食。

要想身体好，除了合理膳食外，还要坚持每天运动。青少年应每天累计进行至少 60 分钟中等到高等强度的身体活动，以有氧运动为主，每次最好 10 分钟以上，比如可在课间出去活动一下。研究表明，每过1 ~ 2小时进行5 ~ 10分钟的运动，可以帮助我们在课堂上有更好的表现，提高学习效率，达到事半功倍的学习效果。

步行
园艺
徒步旅行
舞蹈
骑自行车
体育游戏
游泳

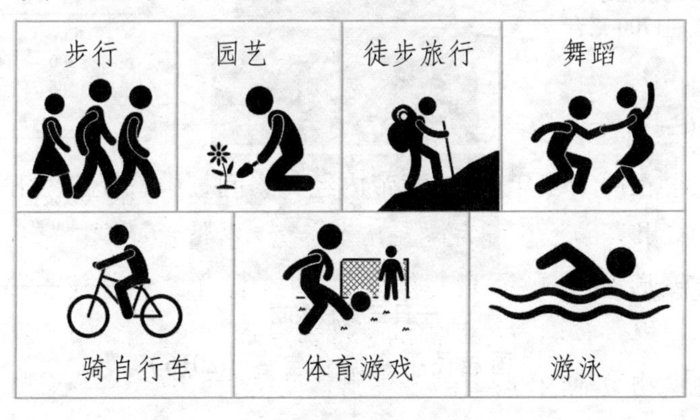

中等强度运动举例

随着我国社会和经济的发展，我国居民膳食消费和营养状况都发生了较大改变。为了指导广大居民更好地平衡膳食获得合理营养，提高国民健康水平，中国营养学会发布了《中国居民平衡膳食宝塔（2016）》，大家可以参照来看看我们每天摄入的营养是否到位。不过也要注意，平衡膳食宝塔建议的各类食物摄入量都是指食物可食部分的生重。各类食物的重量不是指某一种食物的重量，而是一类食物的总量。平衡膳食宝塔建议的各类食物每日摄入量是一个平均值，不是每天必须严格遵守的膳食配方，在实际应用时要根据个人年龄、性别、身高、体重、劳动强度、季节等情况适当调整。平衡膳食宝塔建议的每人每日各类食物摄入量范围适用于一般健康成年人。

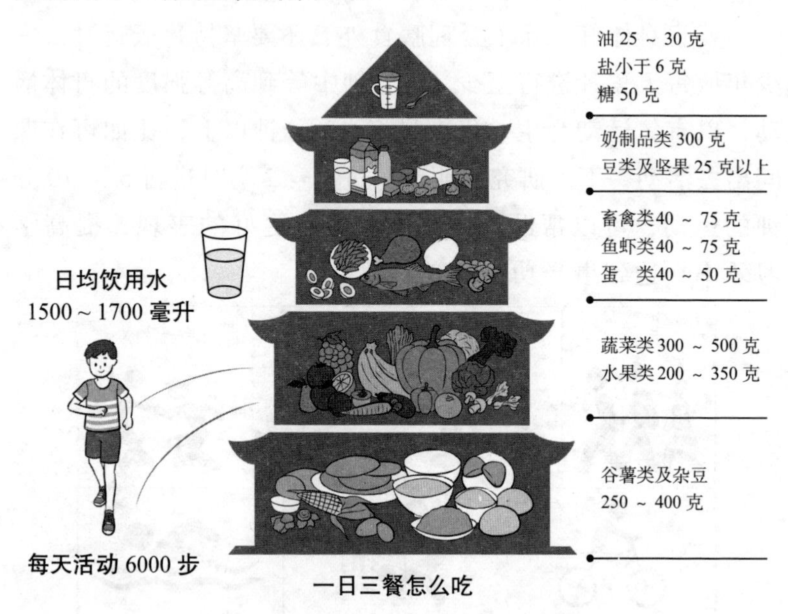

中国居民平衡膳食宝塔（2016）

第六节 一支卷烟的自述

我有整洁的外表、纤细的身材，携带方便，取用简单。我是一个魔法师，你第一眼见我时我是根纸棍，但我遇火则燃，能散发出缕缕白烟，人们一般喜欢叫我卷烟。当然，也有人亲切地称我为香烟。在人类社会中我名气十足，从十几岁的少年到近百岁的老人，很多人都对我宠爱有加。正是得益于人们的支持，我们卷烟的队伍才得以不断发展壮大。

一、一缕轻烟飘起

有一点我不否认，我对人类的健康确实有危害。过去50年，已有上万个科学研究从不同角度证明:吸烟和被动吸烟是肺癌、慢性呼吸系统疾病、冠心病、脑卒中等多种疾病的重要诱因,导致了很多人的死亡。

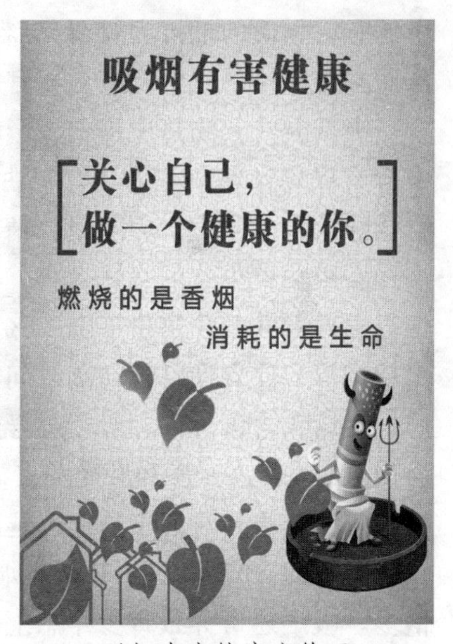

吸烟有害健康
关心自己，
做一个健康的你。
燃烧的是香烟
消耗的是生命
吸烟有害健康宣传画

当你们吸烟的时候，你们知道吸进去的是什么吗？一支烟中的有害成分有尼古丁、氰化氢、甲醛、氨、铅、砷、铀、苯、一氧化碳、亚硝胺、多环芳烃等。吸烟时，这些有毒的化学成分能够快速地从肺部进入血液，并遍布全身的组织器官，即刻对身体产生伤害。吸烟时间越长，对身体的伤害越严重。

二、青春无痕，切莫涂鸦

说到底还是你们人类自己害自己，试问："是谁制造了我们？是谁非要吸食我们？还不是你们人类！"

中国现有 13 ~ 18 岁青少年 1.3 亿人，其中吸烟者约有 1500 万，吸烟率为 11.5%，男性青少年吸烟率相对较高，为 18.4%。

青少年正处在生长发育的关键时期，吸烟对青少年的骨骼、神经系统、呼吸系统和生殖系统发育都有不同程度的影响。青少年时期各系统和器官的发育尚不成熟，对外界环境中的有害物质的抵抗力较弱，更容易吸收烟草中的有害物质，从而损害身体的正常发育和器官的健康。

吸烟会对大脑造成损伤，影响青少年的智力发育。烟草中含有成瘾性物质尼古丁。尼古丁对脑神经的毒害非常大，它会导致青少年记忆力减退，精神不振，学习成绩下降。吸烟还会影响青少年的身体发育，特别是影响性激素水平。吸烟会导致睾丸酮分泌量下降 20% ~ 30%，使男性精子减少，或出现畸形；使女性月经初潮时间推迟，经期发生紊乱。

最后我告诉你们，吸烟会导致相关疾病发病提前。吸烟会使冠心病、高血压和肿瘤的发病年龄提前。有关资料表明，吸烟年龄越小，对健康的危害越严重，15 岁开始吸烟者的死亡风险要比 25 岁以后才开始吸烟者高 55%，比不吸烟者高 1 倍多。吸烟还可导致青少年患上烟草中毒性弱视，表现为视物不清、视野改变、色觉异常，而烟草中毒性弱视病情发展比较缓慢，很容易被你们忽视。

三、我很毒

我的能力极强，不光能伤害主动吸烟者，就算你不是吸烟者，只要你和吸烟的人在一起，我也一样能伤害你，甚至这种伤害更大，这就是二手烟的威力。吸二手烟也称被动吸烟，是指不吸烟者吸入燃烧的烟草制品释放的烟雾以及吸烟者喷吐的烟雾。

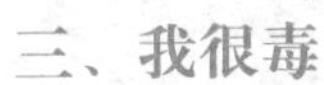

世界无烟日

每年的5月31日，世界卫生组织及其在各地的合作伙伴都会纪念世界无烟日，突出强调与烟草使用相关的健康风险，并且倡导采取有效政策，减少烟草消费。

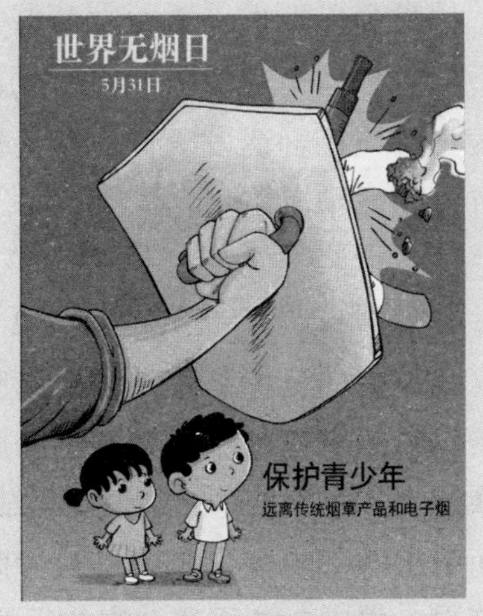

保护青少年远离传统烟草产品和电子烟宣传海报

全球烟草流行每年使近600万人丧命，其中有60多万非吸烟者因吸入二手烟雾而失去生命。除非我们行动起来，否则到2030年，烟草流行每年将使800多万人死去。80%以上的这类可预防死亡将发生在低收入和中等收入国家。

成立世界无烟日的最终目标是促进保护当前一代人以及未来的世世代代，不仅要使他们避免遭受这类破坏性健康后果，而且要避免烟草使用以及接触烟草烟雾带来的社会、环境和经济损害。

《中国吸烟危害健康报告》指出：一些对人体有严重危害的化学成分在二手烟中的含量要远远高于主动吸烟者吸入的主流烟草烟雾；长期暴露于二手烟可导致肺癌、鼻部刺激症状和冠心病。儿童暴露于二手烟会增加其下呼吸道感染的机会，如果父母吸烟，宝宝容易患支气管炎、细支气管炎或肺炎，发生率与父母的吸烟程度成正比；儿童暴露于二手烟能引发哮喘，还会诱发厌食；婴儿被动吸烟后很难将吸入体内的有害物质排出。

四、肺之旅

我一生的目标是把正常人的肺染黑，并使人走向真正的黑暗。吸烟损伤呼吸道的纤毛和肺泡，降低了气道对黏液的清除能力，同时上皮细胞屏障被破坏，增加了感染的可能性，从而引起肺部疾病。吸烟导致慢阻肺，包括肺气肿和慢性支气管炎。慢阻肺患者慢性咳嗽、咳痰、呼吸困难、胸闷等症状随病情发展，伴随终身，使你“生不如死”。吸烟可以诱发哮喘，或者使病情加重，也会增加呼吸道感染和肺炎的发病风险，还会增加肺结核的患病风险和死亡风险。

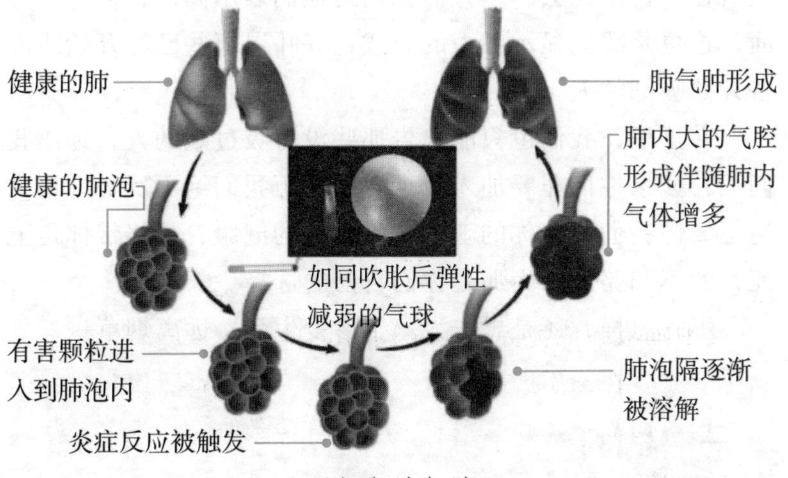

吸烟与肺气肿

五、盲目跟风要不得

其实我觉得有的人真的很傻，明知我们是毒物，还是选择主动亲近我们，甚至觉得那种吞云吐雾的样子很帅。很多青少年会模仿一些影视明星吸烟，加大了他们成为吸烟者的可能。有关调查显示，青少年从影视作品中看到的吸烟镜头数量与青少年吸烟率之间呈正比例关系。如果其崇拜的偶像吸烟，不吸烟的青少年对吸烟行为产生认同的可能性提高了16倍，大大提高了一些青少年成年后成为吸烟者的可能。

我们感激这些笨到极致的人给了我们生存的机会，让我们得以发展壮大，然后不断削弱你们人类自己。有的人还认为自己就算吸烟多年身体也很棒呢！其实不然。吸烟致病具有滞后性，吸烟引发的疾病和死亡通常数年甚至数十年后方才显现，致使烟草的危害被严重低估和忽略。看到很多人因为吸烟而患上了各种疾病，有些人还在和这些疾病作斗争，最后在痛苦中死去，一方面我们对他们表示同情，但另一方面，这也是我们显示威力的方式，好吓退那些已经开始或准备开始吸烟的人。

在这里，我们也只能忠告那些没有吸过烟的人，远离我们吧！如果你们非要加入吸烟者的队伍我们绝不反对，那么请不要怪我们勾走你的魂魄，吸食你的健康，最终带你走上死亡的不归路。因为那是你们自己的选择。

不管怎样，还是忠告大家，珍爱生命，远离烟草！

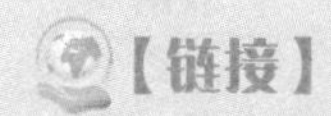
【链接】

国务院印发《关于深入开展爱国卫生运动的意见》

经李克强总理签批，国务院近日印发《关于深入开展爱国卫生运动的意见》(以下简称《意见》)。

《意见》指出，要以习近平新时代中国特色社会主义思想为指导，全面贯彻党的十九大和十九届二中、三中、四中、五中全会精神，坚持以人民健康为中心，政府主导、跨部门协作、全社会动员，预防为主、群防群控，丰富工作内涵，创新方式方法，总结推广新冠肺炎疫情防控中的有效经验做法，突出问题和结果导向，强化大数据应用和法治化建设，着力改善人居环境，有效防控传染病和慢性病，提高群众健康素养和全民健康水平，为实现健康中国目标奠定坚实基础。

《意见》明确，通过深入开展爱国卫生运动，实现公共卫生设施不断完善，城乡环境面貌全面改善，文明健康、绿色环保的生活方式广泛普及，卫生城镇覆盖率持续提升，健康城市建设深入推进，健康细胞建设广泛开展，爱祖国、讲卫生、树文明、重健康的浓厚文化氛围普遍形成，爱国卫生运动传统深入全民，从部门到地方、从社会到个人、全方位多层次推进爱国卫生运动的整体联动新格局基本建立，社会健康综合治理能力全面提高的总体目标。

《意见》从四个方面部署了深入开展爱国卫生运动的重点工作任务。一是完善公共卫生设施，改善城乡人居环境。以重点场所、薄弱环节为重点，全面推进城乡环境卫生综合整治，补齐公共卫生环境短板。加快垃圾污水治理，全面推进厕所革命，切实保障饮用水安全，强化病媒生物防治。二是开展健康知识科普，倡导文明健康、绿色环保的生活方式。培养文明卫生习惯，推广不随地吐痰、室内经常通风、科学佩戴口罩、注重咳嗽礼仪等好习惯。倡导自主自律健康生活，践行绿色环保生活理念，促进群众心理健康。三是加强社会健康管理，协同推进健康中国建设。大力推进卫生城镇创建，全面开展健康城市建设，加快健康细胞建设。四是创新工作方式方法，提升科学管理水平。加强法治化保障，强化社会动员，加强政策研究和技术支撑。

《意见》强调，要加强组织领导和工作保障，把爱国卫生工作列入政府重要议事日程，纳入政府绩效考核指标，进一步强化爱国卫生工作体系建设，在部门设置、职能调整、人员配备、经费投入等方面予以保障。要加强宣传引导，全方位、多层次宣传爱国卫生运动，主动接受社会和群众监督，及时回应社会关切。要加强国际合作，讲好爱国卫生运动的中国故事，不断促进爱国卫生运动深入开展。

第二章 认识传染病

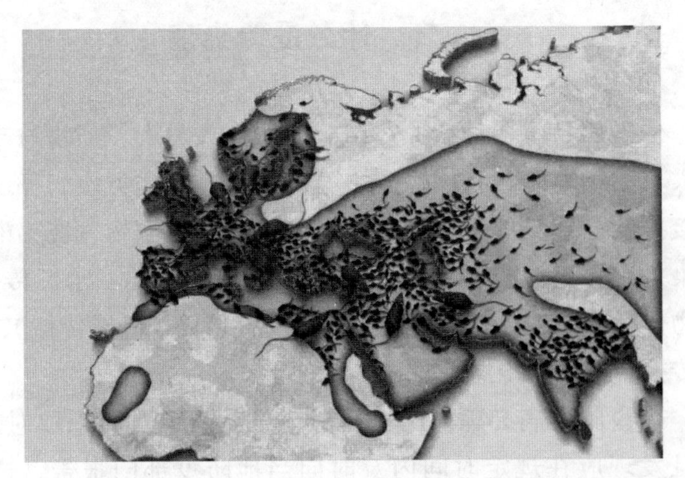

席卷全球的黑死病（鼠疫）分布图

自古以来，传染病的流行给人类造成了巨大的危害。在公元 6—19 世纪间，鼠疫在全球发生了 3 次大流行，波及亚、欧、美和非洲 60 多个国家，死亡人数达千万。自 1817 年以来，霍乱已经在全球发生 7 次大流行，死亡人数也以千万计。

传染病不仅威胁人类的健康和生命，而且会导致社会严重衰退，甚至造成国家消亡。随着科学的发展，许多对人类具有严重威胁性的传染病得到了有效的控制。但是，人类当前面临的传染病流行与防控形势依然严峻，其中既有传统传染病的持续流行或死灰复燃（如结核、流行性出血热、麻疹等），也有新发传染病的出现与流行（如非典、禽流感和新冠肺炎等）。人类与传染病的斗争还远远没有结束，传染病的防治仍然是当前世界各国公共卫生工作的重要内容之一。

第一节　什么是传染病

传染病是由各种病原体引起的能在人与人、动物与动物或人与动物之间相互传播的一类疾病。通常这类疾病可通过直接接触已感染的个体、感染者的体液和排泄物、被感染者污染的物体等进行传播，传播途径有空气传播、水源传播、食物传播、接触传播、土壤传播、垂直传播（母婴传播）、体液传播、粪–口传播等。

有些传染病必须及时掌握其发病情况，及时采取对策，一旦发现应在规定时间内及时向当地防疫部门报告，这类传染病被称为法定传染病。我国目前的法定传染病有甲、乙、丙三类，共40种。

第二节　传染病的特点

传染病的特点是有病原体、传染性和流行性，感染后常有免疫性，有些传染病还有季节性或地方性。

一、什么是病原体

每种传染病都由其特异的病原体引起。病原体是能引起疾病的微生物和寄生虫的统称，包括细菌、真菌、病毒、支原体、衣原体、立克次体、螺旋体、螨类等。

二、什么是传染性和流行性

传染性是传染病与其他类别疾病的主要区别。传染病意味着病原体能够通过各种途径传染给他人。病原体由宿主排出体外，通过一定方式，到达新的易感染者体内，呈现出一定的传染性，其传染强度与病原体种类、数量、毒力、易感人群的免疫状态等有关。

流行性反映传染病的传播强度和广度，一般分为：散发——传染病在人群中散在发生；流行——某一地区或某一单位，在某一时期内，某种传染病的发病率，超过了历年同期的发病水平；大流行——某种传染病在一个较短时期内迅速传播、蔓延，超过了一般的流行强度；暴发——某一局部地区或单位，在短期内突然出现众多患有同一种传染病的病人。

三、什么是感染后免疫

感染后免疫是指传染病痊愈后，人体对同一种传染病病原体产生不感受性。不同的传染病其病后免疫的状态有所不同，有的传染病患病一次即可终身免疫，有的还可能感染。后者具体可分为以下几种感染现象：

再感染：患有某种传染病的人痊愈后，经过一定时间，被同一种病原体感染。

重复感染：某种传染病的患者在发病过程中被同一种病原体再度侵袭而受染。

复发：患者的发病过程已转入恢复期或接近痊愈，而该病原体在患者体内再度出现并繁殖，原症状也再度出现。

再燃：患者临床症状已缓解，但体温尚未正常就又上升，症状也略见加重。

第三节　传染病的分类

根据《中华人民共和国传染病防治法》，我国将法定传染病分为三大类：甲类、乙类和丙类，实行分类管理。截至2020年2月4日，我国法定传染病共有40种，其中甲类传染病2种，乙类传染病27种，丙类传染病11种。

一、甲类传染病

甲类传染病也称为强制管理传染病，是指对人体健康和生命安全危害特别严重，可能造成重大经济损失和社会影响，需要采取强制管理、强制隔离治疗、强制卫生检疫，控制疫情蔓延的传染病，包括鼠疫、霍乱，共2种。

对此类传染病发生后报告疫情的时限，对病人、病原携带者的隔离、治疗方式以及对疫点、疫区的处理等，均强制执行。

二、乙类传染病

乙类传染病也称为严格管理传染病，是指对人体健康和生命安全危害严重，可能造成较大经济损失和社会影响，需要采取严格管理，落实各项防控措施，降低发病率，减少危害的传染病，包括传染性非典型肺炎、艾滋病、病毒性肝炎、脊髓灰质炎、人感染高致病性禽流感、麻疹、流行性出血热、狂犬病、流行性乙型脑炎、登革热、炭疽、细菌性和阿米巴性痢疾、肺结核、伤寒和副伤寒、流行性脑脊髓膜炎、百日咳、白喉、新生儿破伤风、猩红热、布鲁氏菌病、淋病、梅毒、钩端螺旋体病、血吸虫病、疟疾、人感染 H7N9 禽流感、新冠肺炎，共 27 种。

对此类传染病要严格按照有关规定和防治方案进行预防和控制。其中，乙类传染病中新型冠状病毒肺炎、传染性非典型肺炎和炭疽中的肺炭疽，采取甲类传染病的预防、控制措施。

三、丙类传染病

丙类传染病也称为监测管理传染病，是指常见多发、对人体健康和生命安全造成危害，可能造成一定程度的经济损失和社会影响，需要监测管理，关注流行趋势，控制暴发流行的传染病，包括流行性感冒、流行性腮腺炎、风疹、急性出血性结膜炎、麻风病、流行性和地方性斑疹伤寒、黑热病、包虫病、丝虫病，除霍乱、细菌性和阿米巴性痢疾、伤寒和副伤寒以外的感染性腹泻病、手足口病，共 11 种。

对此类传染病要按国务院卫生行政部门规定的监测管理办法进行管理。

第四节　传染病传播和流行的三大基本环节

传染病的传播和流行必须具备三个环节，即传染源（能排出病原体的人或动物）、传播途径（病原体传染他人的途径）及易感人群（对该种传染病无免疫力者）。若能完全切断其中的一个环节，即可防止该种传染病的发生和流行。

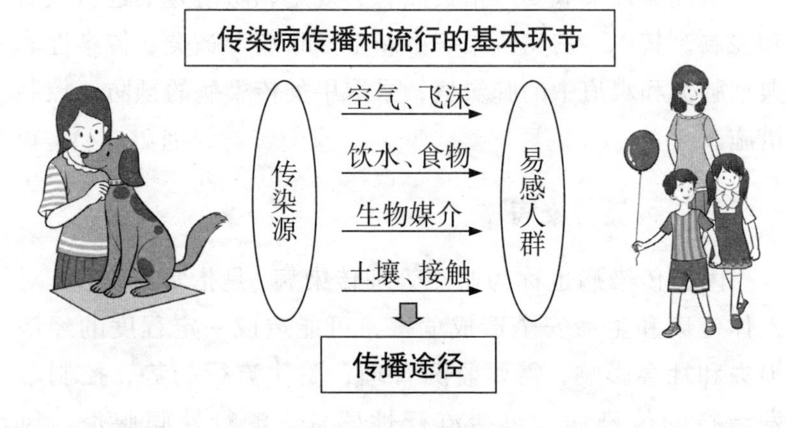

传染病传播和流行的基本环节

一、什么是传染源

传染源是指体内有病原体生长繁殖，并可将病原体排出的人和动物，即患传染病或携带病原体的人和动物。患传染病的病人是重要的传染源，其体内有大量的病原体。一般来说，处于恢复期的病人不再是传染源，但某些传染病（如伤寒、白喉）的恢复期病人仍可在一定时间内排出病原体，继续起传染源的作用。

二、传播途径有哪些

传播途径是指病原体从传染源排出体外，经过一定的传播方式，到达与侵入新的易感者的过程。常见的传播途径有空气传播、水源传播、食物传播、接触传播、土壤传播、垂直传播（母婴传播）、体液传播、粪－口传播等。

三、易感人群受什么因素影响

易感人群是指对某种传染病病原体缺乏免疫力而容易感染该病的人群。导致人群易感性升高的主要因素有新生儿增加、易感人口迁入、免疫人口免疫力自然消退和免疫力人口死亡等。导致人群易感性降低的主要因素有计划免疫、传染病流行后免疫人口增加和隐性感染后免疫人口增加等。

第五节 新发传染病

新发传染病具有和常规传染病相同的特点，同时还有别于常规传染病。与常规传染病相比，通常一些重点新发传染病的传染性更强或严重程度更大，其传播速度较快，传播范围十分广泛，致病原因多样化，且病情发展较快，因此往往无法及时采用有效的治疗措施，导致病死率很高。

人在成长的过程中，会不断地往身体里注入各种疫苗和服用各种药物，有些病菌为了能够更好地在这样的人体环境中存活，逐渐产生了抗药性，或发生了变异，产生了新的病菌。现代社会是一个开放的社会，地区与地区之间的交流日益密切，人员往来更加频繁，于是病菌也随着人类移动到了新的区域。新的区域之前从来没有出现过这一类病菌，因此人群缺乏免疫力，传染病就此快速扩散。

造成传染病传播的一个重要原因就是人们对于传染病缺乏足够的认识。普及健康教育能及时让人们掌握更多的传染病相关的知识，从而做好传染病的预防工作，对降低传染病的发生率意义重大。

一、新发传染病种类

根据新发传染病的定义，结合其发现过程，新发传染病可分为以下三类。

第一类是某些疾病或综合征早已在自然界存在并被人们所认知，但并未被认定为传染病，直到近年来这些疾病的病原体被发现并鉴定后才确认其为传染病的，如 T 细胞淋巴瘤白血病、毛细胞白血病、消化性溃疡、突发性玫瑰疹等。

第二类是某些疾病或综合征在自然界可能早已存在，但并未被人们所认知，近年来才被发现并鉴定为传染病的，如军团病、莱姆病、人欧利希体病、丙型病毒性肝炎和戊型病毒性肝炎等。

第三类是某些过去不存在，现在新出现的传染病，如艾滋病、O139 霍乱、传染性非典型肺炎、甲型 H1N1 流感、人感染 H7N9 禽流感、新冠肺炎等。

截至 2020 年 9 月，世界范围内出现的新发传染病主要有非典型肺炎、埃博拉出血热、人感染 H7N9 禽流感、艾滋病、西尼罗脑炎、莱姆病、丙型病毒性肝炎等。此外，在有的国家，生物恐怖也被视为新发传染病范畴。

二、新发传染病的特点

新发传染病是多种传染病的总称，其特点各异，但也有一些共性。

新发传染病病原体所涵盖的病原种类较多，有细菌、病毒、寄生虫、衣原体、立克次体、螺旋体、支原体等。新发传染病中以病毒性新发传染病所占比例最大，寄生虫类新发传染病也占有相当大的比重。

新发传染病的传播途径、感染方式多样。许多新发传染病不限于一两种传播途径，而是有多种传播途径，而且人类普遍缺乏对新发传染病的免疫力，给防治工作带来了难度，因此新发传染病极易暴发流行。

新发传染病在开始流行的早期缺乏有效的诊断试剂和方法，给疾病的诊断和控制带来了一定的难度，而且新发传染病的临床表现虽与以往已知传染病有所不同，但如果不加以仔细辨别，仍较难发现。

对于病毒性新发传染病而言，由于缺乏特效的治疗药物，而且治疗手段也较为有限，相当大一部分再发病例由病毒抗药性的提升而引起，增加了治疗难度。

此外，对新发传染病的预防也较为困难，尤其在新发传染病刚出现时，人们对其流行规律尚不了解，更无疫苗可以注射，使初期的防控较为困难。如果疾病的传染能力和传播性强，则很可能造成大规模的暴发或流行。

需要注意的是，近年来新发传染病发生、发现的速度有逐渐加快的趋势，而且这种趋势很可能会继续发展，因此新发传染病的继续出现几乎是必然的，只是人们不知道其将于何时以何种方式出现。我们所要做的是尽量减少各种使其发生的因素，同时加强监测，力争早期发现，及早采取预防控制措施，在其尚未造成严重的公共卫生问题时将其控制。

三、新发传染病的预防

对于一些常规性的传染病，以目前的医疗水平，治愈已经不是难事。但在当今社会，无论是从政府部门的工作重点来看，还是从普通老百姓的日常生活习惯来看，对传染病存在“重医轻防”的倾向。正确认识传染病，能够帮助我们采取有效措施，将传染病病原体“拒之门外”。我们平时也要注意每日多次开窗通风，保持家中空气的流通和清爽；多进行户外活动；老年人和儿童等体质较弱的群体，尽量少去一些人多的密闭空间，多在自然、开阔的空间内活动；家中的食物要保持新鲜、卫生，尽量少食生冷的食物，多食用牛奶、水果、绿色蔬菜和含纤维量高的食物。

当前，新发传染病的发病率逐渐升高，临床医学与公共卫生系统面临很大的挑战。为了有效预防和控制新发传染病，我们必须加大健康教育的力度，加强多数据源监测与分析，强化联防联控源头管理，以预防为主应对传染病。同时，还应该建立全球性的传染病监测报告信息系统，促进各国及时沟通、交流信息，共同做好对新发传染病的预防和控制。

第三章 呼吸道传染病

提到呼吸道传染病，很多人并不陌生，流行性感冒、麻疹、水痘、风疹、流脑、流行性腮腺炎、肺结核等都是生活中常见的呼吸道传染病。实际上，呼吸道传染病是一种由病毒、细菌、支原体或衣原体等病原体侵入并感染人体的呼吸道而引起的具有传染性的疾病。

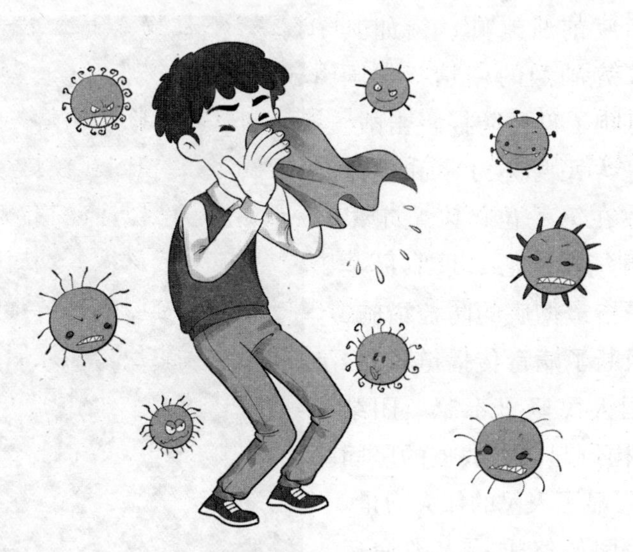

呼吸道传染病的传播

呼吸道传染病较为常见，是因为呼吸道与外界相通，受各种病原体侵袭的机会较多，而且冬春季是呼吸道传染病的高发季节，尤其在天气骤变的情况下更易发病。呼吸道传染病不仅可以经飞沫传播,也可通过直接接触或间接接触传播。此外，人类对多数呼吸道传染病普遍易感，儿童、老年人、体弱者、营养不良或慢性疾病患者、过度劳累者、精神高度紧张者等群体更容易患呼吸道传染病。

第一节　正确认识新冠肺炎

新冠肺炎是近百年来人类遭遇的影响范围最广的全球性大流行病，疫情暴发对全世界都是一次严重危机和一场严峻考验，使人类身体健康和生命安全面临重大威胁。

面对前所未知、突如其来、来势汹汹的疫情，中国果断打响了疫情防控阻击战。中国把人民身体健康和生命安全放在第一位，以坚定果敢的勇气和决心，采取最全面最严格最彻底的防控措施，有效阻断了病毒传播链条。14亿中国人民坚忍奉献、团结协作,构筑起同心战疫的坚固防线,彰显了人民的伟大力量。

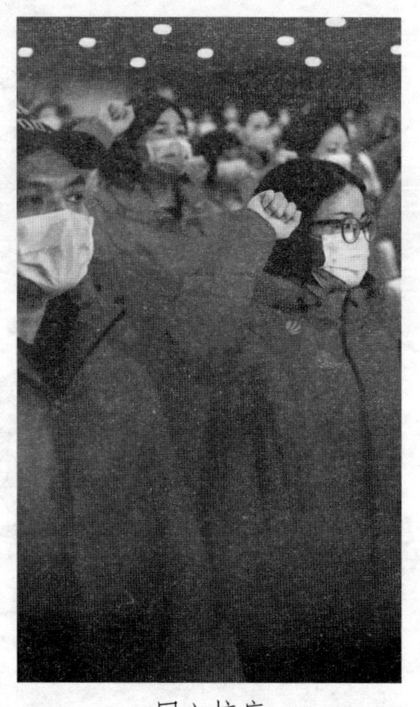
同心抗疫

中国始终秉持人类命运共同体理念，肩负大国担当，同其他国家并肩作战、共克时艰。中国本着依法、公开、透明、负责任的态度，第一时间向国际社会通报疫情信息，毫无保留地同各方分享防控和救治经验。中国对疫情给各国人民带来的苦难感同身受，尽己所能向国际社会提供人道主义援助，支持全球抗击疫情。

一、认识新冠肺炎

新型冠状病毒为β属冠状病毒，它对紫外线和热敏感，56℃及以上高温30分钟以及乙醚、75%乙醇（酒精）、含氯消毒剂、过氧乙酸和氯仿等脂溶剂均可有效灭活病毒，但氯己定（洗必泰）不能有效灭活病毒。

新型冠状病毒引发的肺炎称为新型冠状病毒肺炎，简称“新冠肺炎”。2020年2月11日，世界卫生组织总干事谭德塞在瑞士日内瓦宣布，将新型冠状病毒肺炎命名为“COVID-19”（Corona Virus Disease 2019，COVID-19）。2020年2月21日，国家卫生健康委决定与世界卫生组织命名保持一致，将“新型冠状病毒肺炎”英文名称修订为“COVID-19”，中文名称保持不变。

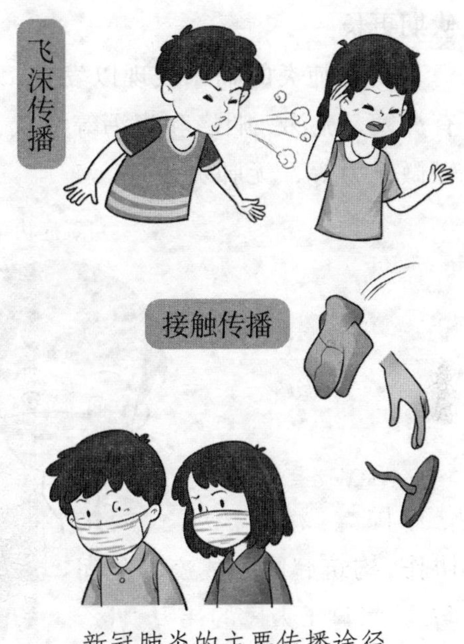

新冠肺炎的主要传播途径

新冠肺炎目前所见传染源主要是新型冠状病毒感染的患者和无症状感染者，在潜伏期即有传染性，发病后5天内传

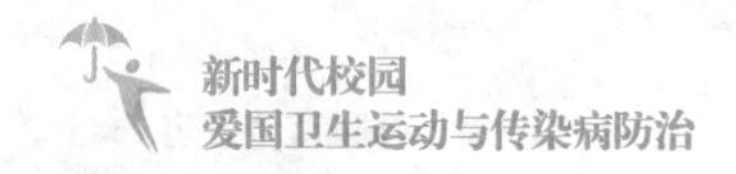

染性较强。

经呼吸道飞沫和密切接触传播是新冠肺炎的主要传播途径。接触被病毒污染的物品也可造成感染。在相对封闭的环境中长时间暴露于高浓度气溶胶的情况下存在经气溶胶传播的可能，其他传播途径尚待明确。

新冠肺炎并不“看人下菜”，人群普遍易感。老年人、孕产妇和有基础性疾病者感染后病情较重，儿童和婴幼儿也有发病。感染后或接种新型冠状病毒疫苗后可获得一定的免疫力，但持续时间尚不明确。基于目前的流行病学调查，潜伏期一般为 1 ~ 14 天，多为 3 ~ 7 天，极少数无症状感染者潜伏期更长。

新冠肺炎的临床表现以发热、干咳、乏力为主，少数伴有鼻塞、流涕、咽痛和腹泻等症状，轻症患者仅表现为低热、轻微乏力等，无肺炎表现。

可疑症状
发热
乏力
咳嗽
恶心呕吐
咽痛
腹泻
胸闷
结膜炎
呼吸困难
肌肉酸痛

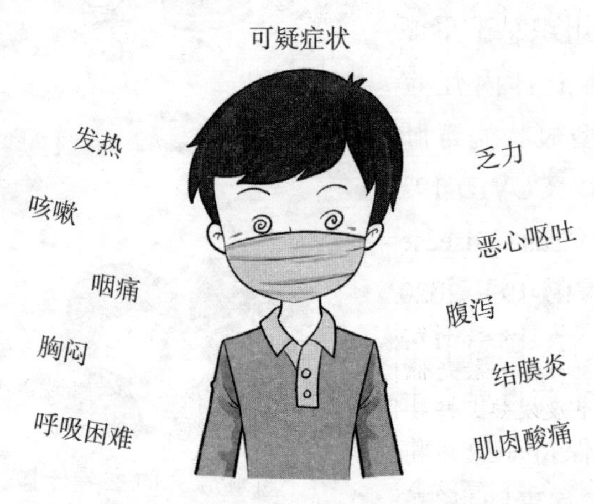

新冠肺炎的一些可疑症状

重症患者多在发病一周后出现呼吸困难和（或）低氧血症，严重者可快速进展为急性呼吸窘迫综合征、脓毒症休克、难以纠正的代谢性酸中毒和出凝血功能障碍以及多器官功能衰竭等。值得注意的是，重型、危重型患者病程中可为中低热，甚至无明显发热。

无症状感染者无发热、咳嗽、咽痛等相关临床表现，但其呼吸道等标本新冠病毒病原学检测为阳性。

【链接】

如何区别新冠肺炎与普通感冒、流行性感冒？

疾病	普通感冒	流行性感冒	新冠肺炎
致病源	常见的呼吸道病毒或细菌、支原体、衣原体等多种病原体引起	流感病毒所导致的呼吸道传染病，包括甲型流感病毒和乙型流感病毒	新型冠状病毒引发的传染病，有明确的流行病学史
发病时间	全年均发，没有明显的季节性	全年都可发病，高发季节主要是冬春季	2019年底新近发生，截至2020年12月仍在全世界流行
症状	鼻塞、流鼻涕、打喷嚏；可能会发热，一般是低中度发热，持续1～3天，通常3～5天可以自愈；肌肉疼痛或者乏力的全身症状很少见	发热明显，常常是高热，一般持续3～5天，一周左右才能自愈；常常伴有全身症状，包括肌肉疼痛、乏力和头痛	目前已经确诊的病例主要症状包括发热、干咳、乏力；可能有呕吐、腹痛、腹泻等症状

续表

疾病	普通感冒	流行性感冒	新冠肺炎
严重程度和易感人群	全年龄段人群都易感，没有并发症，严重程度非常低，几乎没有致死病例	全人群易感，有高危人群，比如小于5岁的儿童，尤其是小于2岁的儿童，超过65岁的老人、肥胖人群、孕妇和免疫抑制患者、慢病患者。可能引起全身各个系统的并发症，严重情况下可致死	人群普遍易感，婴幼儿和儿童也是可以发病的，但老年人和有基础性疾病的人群症状更严重，可以致死

二、日常生活中，如何预防新冠肺炎

（一）良好习惯要保持

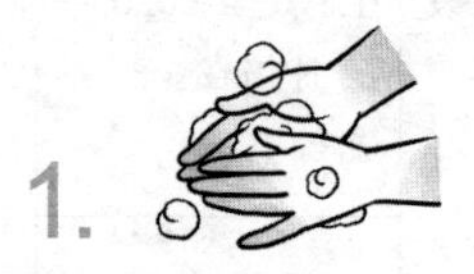

1. 勤洗手。要用肥皂（洗手液）和流动的水或含有酒精的免洗洗手液洗手。

2. 不要用脏手触摸眼睛、嘴巴、鼻子。

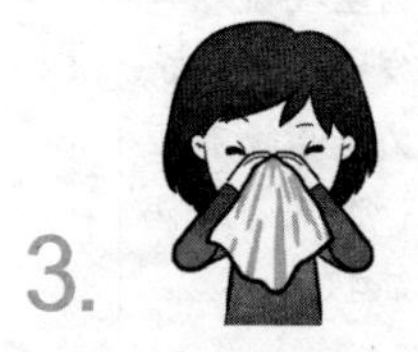

3. 咳嗽或打喷嚏时用纸巾或用肘臂遮挡住口鼻。

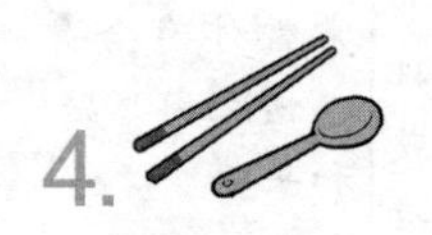

4. 提倡分餐，使用公勺公筷。

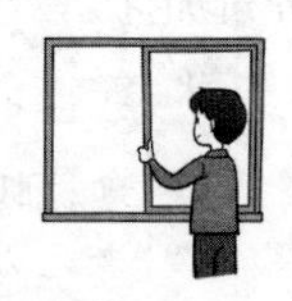

5. 室内经常通风，定期进行清洁消毒。

（二）个人防护不放松

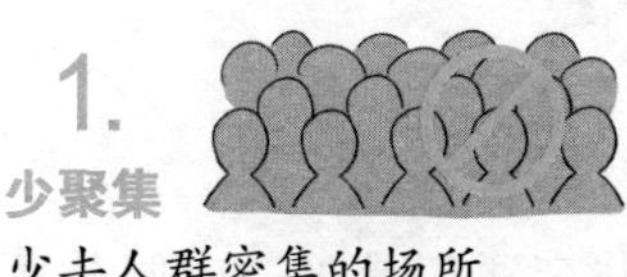

少去人群密集的场所。

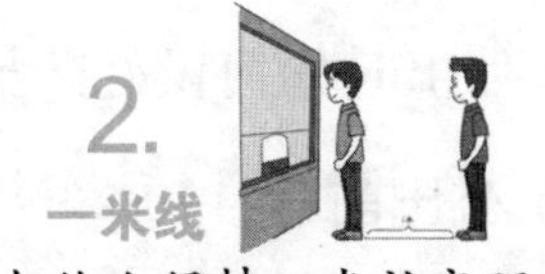

与他人保持一米社交距离。

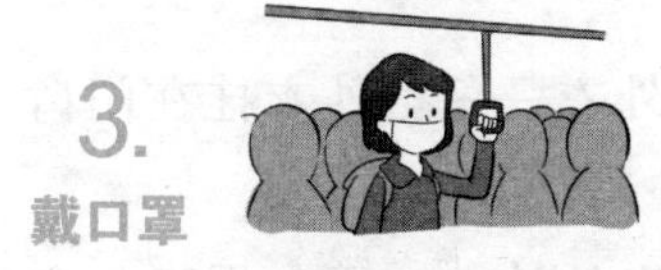

乘坐公共交通工具或在人群密集的场所应佩戴口罩。

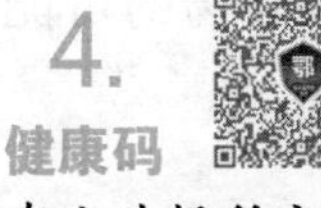

在公共场所主动出示健康码，配合体温监测。

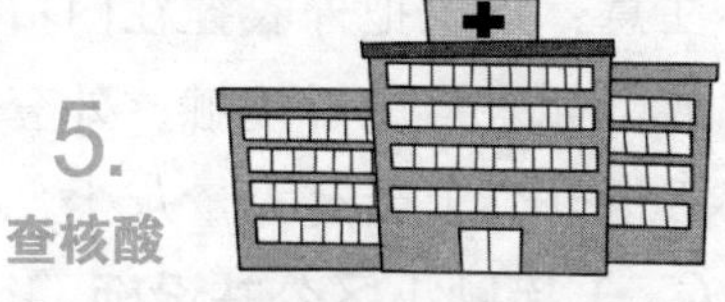

根据疫情防控要求，积极配合核酸检测；出现发热咳嗽等症状，及时就医。

三、什么情况下需居家隔离，如何居家隔离

14 天内有在病例持续传播地区旅行史或居住史的人员，14 天内曾与疑似病例、确诊病例有密切接触史且核酸检测阴性的人员均需居家隔离。居家隔离的目的在于通过物理上的隔绝，阻止患者在社会上滞留，切断病毒传播，避免产生二代和三代病例。

如果 14 天内无疾病流行区的居住史或旅行史，也没有与有可疑症状者进行密切接触，但出现发热、咳嗽、乏力、腹泻、头痛等症状，不过症状轻微且没有潜在的慢性疾病，经咨询医生，家庭环境适宜时可先进行居家隔离。

符合居家隔离标准的人需及时向社区居民委员会、村民委员会报告，并进行登记和医学观察，医学观察期限为 14 天。

医学观察期间应进行体温、体征等状况监测。

四、外出时如何做好防护

（一）外出前后

前往公共场所、就医或乘坐公共交通工具时，应佩戴医用外科口罩或一次性医用口罩。

外出回家后请这样做：正常脱外衣——把外衣挂在门口（或通风处）——摘口罩——洗手。

注意：建议把外衣挂在门口特定的地方，不与干净的衣物混放。如未与患者接触，外套表面残留病毒污染物的可能性小，但外套上会有大量灰尘，不建议带进卧室。

（二）接触小区公共设施

病毒可能附着于楼梯扶手、小区健身器械等公共设施表面，因此应避免触碰公共设施，避免用脏手触摸口、鼻，揉眼睛等。一旦触碰，尽快洗手。小区管理者应该加强公共设施的清洁、消毒工作。

（三）乘坐公共交通工具

若需乘坐公共交通工具，一定要配合工作人员测量体温；在车内减少进食，尽量避免脱口罩；避免手部接触口、鼻、眼睛；打喷嚏或咳嗽时，用纸巾或肘臂遮住口鼻；途中尽量与他人保持安全间距，密切留意周围旅客的健康状况；如果发现异常，在条件允许的情况下尽量换座位，并主动上报工作人员；留意自己的航班号、高铁车次等信息，注意社会公示的患者同乘交通工具信息，如果是同乘者，需上报并居家隔离。

（四）乘坐电梯

厢式电梯应加强通风，保持环境表面清洁卫生。条件允许的情况下，应尽量避免乘坐厢式电梯，建议走楼梯或使用扶梯。

进入电梯应佩戴口罩，尽量减少接触电梯表面，用纸巾等隔层按电梯按钮，出电梯后可使用免洗手消毒剂进行手部消毒。

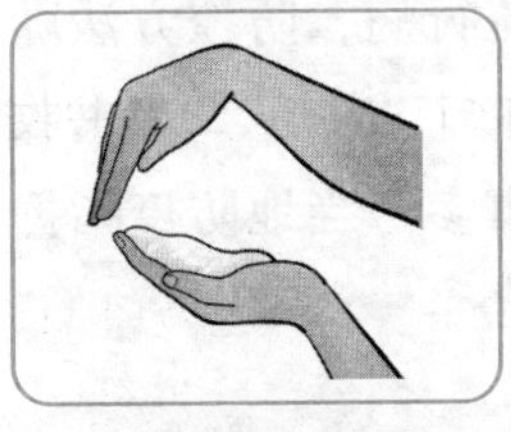

取适量洗手液于掌心。

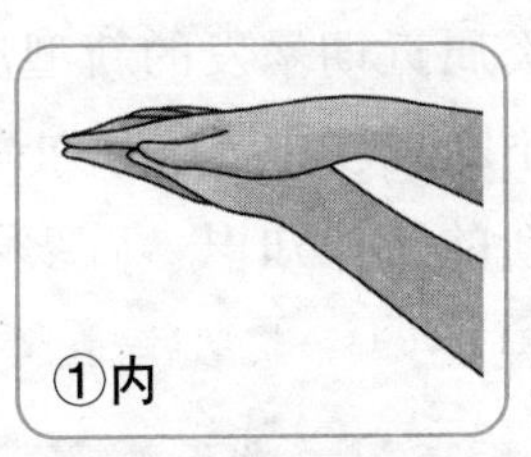

手指并拢，掌心对掌心揉搓。

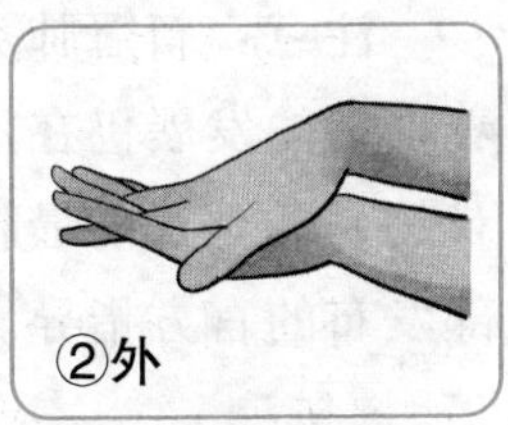

手指交叉，掌心对手背揉搓，交替进行。

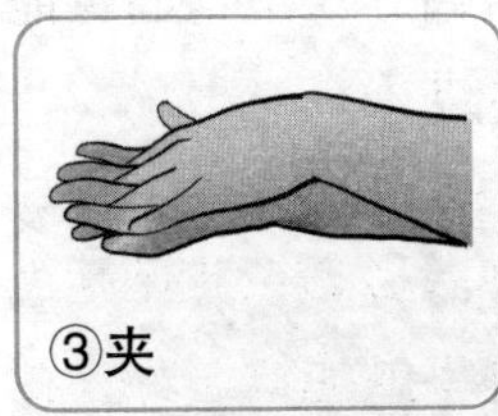

手指交叉，掌心对掌心揉搓。

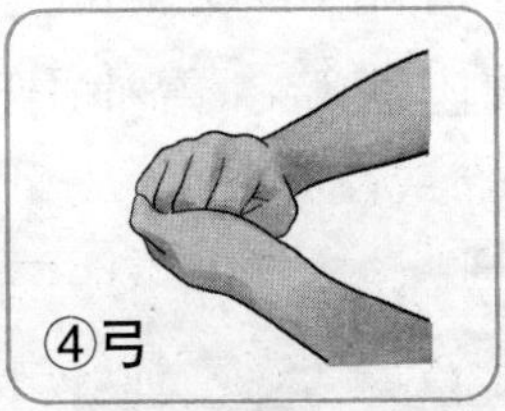

④弓

手指弯曲，双手互扣，相互揉搓指背。

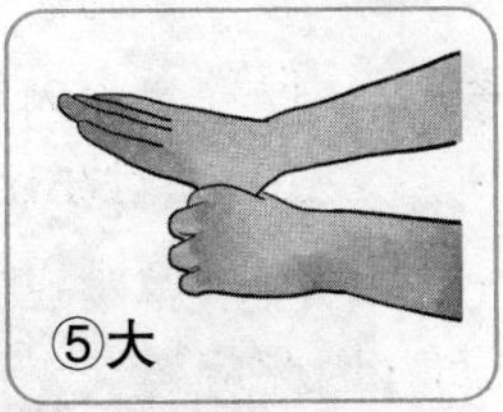

⑤大

拇指在掌中转动揉搓，交替进行。

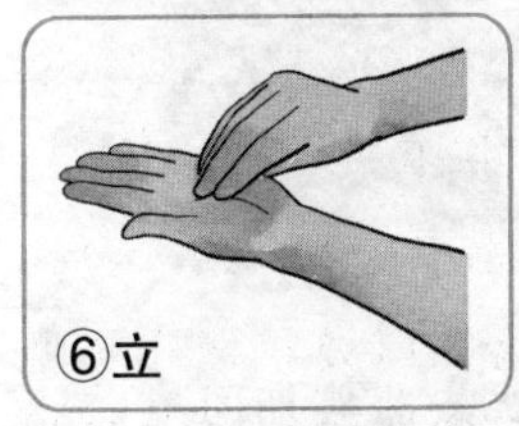

指尖在掌心揉搓，交替进行。

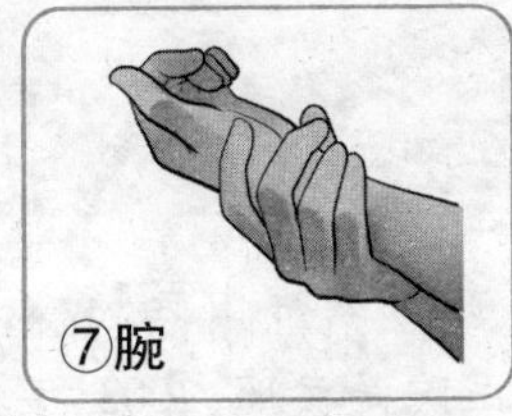

旋转揉搓腕部，交替进行。

专业洗手7步法示意图

温馨提示：

洗手应在流水下进行。取下手上的饰物和手表，卷袖至前臂中段，如手有裂口，要用防水胶布盖严。打开水龙头，湿润双手。

搓手步骤如上页图，每个步骤至少搓擦五次，双手搓擦不少于10秒钟。双手置于水龙头下，稍向下倾，让流水由手腕、手掌（手指）至指尖冲洗，然后擦干。

注意：新冠肺炎属近期暴发的新型流行病，防控方法随着疫情的发展仍在不断更新中，还存在许多“未知”，本书收录的是截至目前最新的防控知识，后续可参考当地防疫指挥部发布的官方指导。

【链接】

火神山医院、雷神山医院

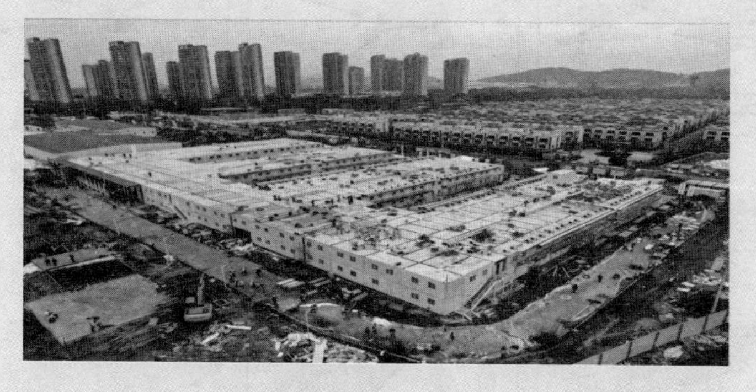

武汉火神山医院

武汉火神山医院是参照2003年抗击非典期间建设的北京小汤山医院的模式建成的一座专门医院，集中收治新冠肺炎患者。医院总建筑面积3.39万平方米，编设床位1000张，开设重症监护病区、重症病区、普通病区，设置感染控制、检验、特诊、放射诊断等辅助科室，不设门诊。2020年1月24日，武汉火神山医院相关设计方案完成。1月29日，武汉火神山医院建设已进入病房安装攻坚期。2月2日上午，武汉火神山医院正式交付解放军。2月4日9时许，武汉火神山医院正式开始接诊新冠肺炎确诊患者。2月4日，火神山医院收治首批45名新冠肺炎患者。2月12日，在院病人数过千。4月14日，医院最后14名新冠肺炎患者已全部出院。经研究决定，火神山医院于4月15日正式闭院。火神山医院稳定运行73个日夜，累计收治病人3059人，治愈出院2961人，收治和治愈人数均为武汉市第一。

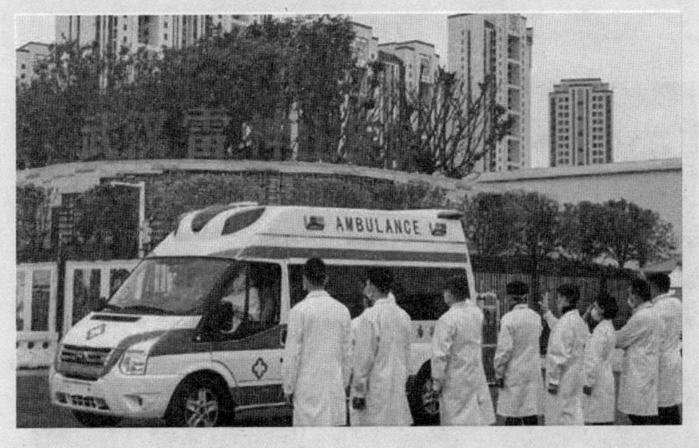

武汉雷神山医院

武汉雷神山医院位于武汉市江夏区强军路，救治对象为各医院发热门诊和住院确诊的新冠肺炎患者。医院充分借鉴非典时期的北京小汤山医院的经验，只设住院部，不设门诊。全院共设床位1600张，分为2个重症医学科病区、3个亚重症病区及27个普通病区，除重症病区外，病房均为2人间。设有一间手术室，用于住院期间需要手术治疗的新冠肺炎患者。

2020年2月8日，武汉大学中南医院正式接管武汉雷神山医院，中南医院院长王行环兼任雷神山医院院长。当日，武汉雷神山医院收治了首批患者。2月18日，医院首例治愈患者出院。3月25日，医院首个病区患者“清零”。4月14日，武汉雷神山医院全院实现患者“清零”。该医院累计收治患者2011人，其中重症患者899人、危重症患者179人。4月15日，武汉雷神山医院“休舱”。

方舱医院

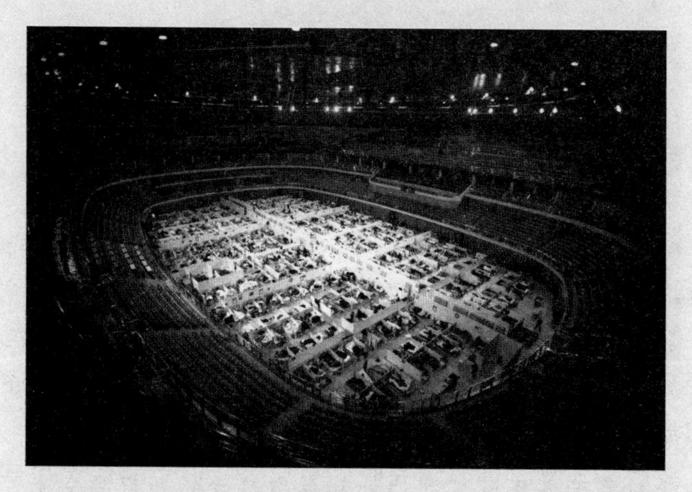

方舱医院

武汉市针对新冠肺炎患者数量急剧增长、80%左右的患者是轻症的情况，集中力量将一批体育场馆、会展中心等改造成16家方舱医院，床位达到1.4万余张，使轻症患者应收尽收、应治尽治，减少了社区感染传播，减少了轻症向重症转化。16家方舱医院累计收治患者1.2万余人，实现了“零感染、零死亡、零回头”。

方舱医院是阻击重大传染病工作中的重大创新，使“应收尽收”“床位等人”成为现实，有力扭转了防控形势。英国医学杂志《柳叶刀》社论认为，“中国建造的方舱庇护医院对于缓解医疗卫生系统所承受的巨大压力有着至关重要的作用”。

第二节 “夺命”流感

谈到疾病的致死率，人们总是想起癌症、心脏病、脑溢血等重大疾病，很少有人会意识到小小的流感也是可夺命的“凶手”。流感，全称为流行性感冒，是一种急性呼吸道传染病。早在公元前412年，古希腊的希波克拉底就已经记述了类似流感的疾病。

流感病毒是一种并不起眼的小病毒，但它的危害却是惊人的,因流感而导致的劳动力减少和经济衰退状况非常惨重。回顾过往，从有据可查的1510年开始，流感已经在世界范围内流行了十数次，它所造成的损失无法估量。

一、流感的致病因素

流感是由流感病毒感染引起的。流感病毒按其核心蛋白分为四个型别：甲型（A 型）、乙型（B 型）、丙型（C 型）和丁型（D 型）。其中，甲型流感病毒可按照表面抗原的不同组合，又进一步分为各种亚型，理论上可分为多达 198 个亚型，因此病毒一旦发生重大变异或重组可能引发流感大流行。

二、流感 VS 普通感冒

流感一般表现为急性起病、发热（部分病例可出现高热，达 39 ～ 40℃），伴有畏寒，寒战，头痛，肌肉、关节酸痛，极度乏力，食欲减退等全身症状，常有咽痛、咳嗽，也可能有呕吐、腹泻等症状。

很多时候，轻症流感与普通感冒表现相似，但其发热和全身症状更明显。值得警惕的是，重症病例可出现病毒性肺炎、继发细菌性肺炎、急性呼吸窘迫综合征、休克、弥漫性血管内凝血、心血管和神经系统等肺外表现及多种并发症，甚至死亡。

如果出现上述症状，尤其是在流感流行季节，就可能是感染流感病毒所致。但因流感的症状和患者体征缺乏特异性，易与普通感冒和其他上呼吸道感染相混淆，所以需要通过实验室检测来确诊。检测方法包括核酸检测、病毒分离培养、抗原检测和血清学检测。

三、流感的治疗

对临床诊断病例和确诊病例应尽早隔离治疗。轻症病例可以居家隔离，保持房间通风。充分休息，多饮水。饮食应当易于消化和富有营养。密切观察病情变化，尤其是对儿童和老年患者。

高危人群患流感容易发展为重症，应尽早给予抗病毒治疗，不必等待病毒检测结果。发病 48 小时内进行抗病毒治疗可减少并发症、降低病死率、缩短住院时间；发病时间超过 48 小时的重症患者依然可从抗病毒治疗中获益。

四、预防流感

首先，接种流感疫苗。其次，日常生活中要保持室内通风，培养良好的个人卫生习惯。最后，在流感流行季节，尽量避免去人群聚集的场所；家庭成员中出现流感患者时，尽量避免近距离接触。

五、疫苗接种

接种流感疫苗是预防流感最有效的手段,可降低接种者罹患流感和发生严重并发症的风险。推荐60岁及以上老年人、6月龄至5岁儿童、孕妇、6月龄以下儿童家庭成员和看护人员、慢性病患者和医务人员等重点人群，每年优先接种流感疫苗。

【链接】

流感大流行的百年历史

过往百年，有明确证据的流感大流行出现过 5 次，累计数亿人感染，数千万人死亡。这 5 次流感大流行均波及中国多个地区，其中 3 次被认为是从中国开始暴发的。

1.1918 年“西班牙流感”（H1N1 亚型）

1914—1918 年，人类历史上爆发了第一次规模空前的世界大战（以下简称“一战”），大约 1900 万人在战争中丧生。而在 1918 年，世界上暴发了历史上最著名的严重流感——“西班牙流感”大流行，并间接导致“一战”提前终止。它夺走了超过 5000 万人的生命，其中，西班牙死亡 800 万人。因此，人们将这次流感命名为“西班牙流感”。

2.1957 年“亚洲流感”（H2N2 亚型）

1957 年 2 月，我国贵州省暴发流感，3 月传播至内地其他省份，4 月蔓延到香港地区，短时间内导致超过 25 万人患病。随后经东南亚各国和日本传播到其他国家，形成“西班牙流感”后最严重的大流行，被称为“亚洲流感”。这次流感大流行是中华人民共和国成立以来出现的最严重的流感疫情，也促使我国政府在这一年建立了国家流感中心，并印制《流行性感冒手册》发放到各地用于指导流感防控工作。

3.1968 年“香港流感”（H3N2 亚型）

1968 年 7 月，香港地区暴发流感疫情，约 15%的当地居民被感染，8—9 月逐步传入新加坡、泰国、日本、印度和澳大利亚，同年底传至北美洲地区。这次流感大流行被称为“香港流感”，其强度与 1957 年的“亚洲流感”相当。

4.1977 年“俄罗斯流感”（H1N1 亚型）

本次流感于 1977 年 1 月在苏联出现并流行。1978 年 1 月，“俄罗斯流感”开始在美国在校学生和征募的新兵中暴发流行。“俄罗斯流感”大大不同于以往历次流行的流感。引发此次流感流行的致病病毒为 1950 年流行的 H1N1 病毒株的变异体。因此，在该病毒株流行期生活过的人对再次出现的甲型流感病毒 H1N1 病毒株感染具有免疫力和抵抗力，所以成年人均为轻微感染而青少年发病率很高。

5.2009 年甲型 H1N1 流感

2009 年，甲型 H1N1 流感（以下简称“甲流”）在全球范围内大规模流行。从 2009 年 3 月 18 日开始，墨西哥陆续发现人类感染、死亡病例。我国政府在第一时间建立了由原卫生部牵头、33 个部门参与的应对甲流联防联控工作机制，开展了一系列有效的疫情控制措施。在最初几个月，通过系统地隔离疑似患者及其接触者，对可能出现的输入型病例进行严防严控，并提供财政支持，扩大流感样病例监测哨点医院与实验室网络，加强主动监测。2009 年 6 月开始启动并迅速完成了疫苗研发，于当年年底前完成了近 5000 万例的甲流疫苗接种。此次甲流大流行在世界范围内造成了数十万人的死亡，我国因成功的预防应对和医疗救治，有效降低了民众的患病率和病死率，但仍有 3 万多例的患者死亡。

第三节　咳咳咳，当心肺结核

肺结核是由结核杆菌引起的慢性呼吸道传染病，是目前由单一致病菌导致死亡病例数最多的疾病，也是我国发病、导致死亡人数最多的重大传染病之一。

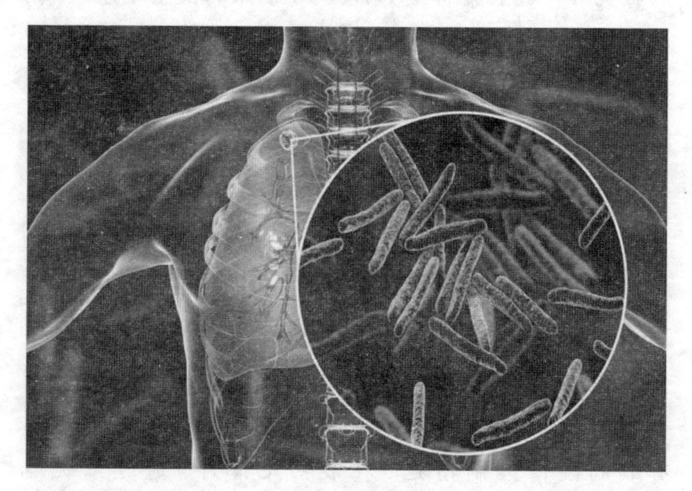

结核杆菌

一、肺结核的“前世今生”

肺结核是一种有着悠久历史的疾病，可以追溯到6000年前的意大利和埃及。通过对古人遗骸进行研究，英国考古学专家西蒙确定在2300年前，肺结核就存在于英国一些偏僻的村落。

中国在2100年前埋葬的古尸——湖南长沙马王堆汉墓发掘出的女尸尸身上发现其肺上部和左肺门有结核钙化灶，说明此人生前是一个肺结核患者，这也是我国可查证最早的肺结核患者。

1965年，法国学者西尔维于斯通过解剖死于所谓“消耗病”或“痨病”的人的尸体发现，其肺脏和其他器官上有颗粒状的病变，根据其形态特征称之为“结核”。自此，结核的名称被沿用至今。

二、肺结核危害大

肺结核“破坏力”十足，会严重影响人的身体健康，若治疗不彻底会使人丧失劳动能力，甚至会造成死亡。除此之外，肺结核还会通过呼吸道传播，且传染性强，易给他人的身体健康造成危害。

正在排菌的肺结核患者是肺结核的主要传染源，被称为涂阳肺结核患者。一名涂阳肺结核患者若不加以治疗，一年平均可感染10 ~ 15名易感者。由于大部分肺结核患者是青壮年，处于最具生产能力的年龄段，因此，一个国家或地区一旦出现肺结核流行且防治不力，劳动力就会减少，从而给国民生产总值带来较大损失。

耐多药肺结核更可怕。与普通肺结核相比，耐多药肺结核的传染期更长，患者迁延不愈，四处流动，会大大增加耐多药菌传播的机会和范围，而被感染者一旦发病就会直接成为耐多药肺结核患者。此外，耐多药肺结核所需治疗时间长达2年之久，治疗费用昂贵，仅抗结核药品费用就高达3 ~ 4万元，是普通结核病治疗费用的几倍甚至数十倍，给患者家庭和社会带来了沉重的经济负担。

三、肺结核是如何传播的

肺结核患者痰中的结核杆菌越多，其传染他人的危险性越大。

呼吸道飞沫传播是肺结核最主要的传播方式。当患者咳嗽、打喷嚏时，健康人可能因吸入患者喷出的带有结核杆菌的飞沫而被感染。其次是经消化道传染。饮用未经消毒而带有结核杆菌的牛奶可引起肠道感染，如果一次有大量结核杆菌进入人体胃肠道，则有可能患上结核病。

所有人都有可能因感染结核杆菌而发病，但涂阳肺结核患者的密切接触者人群、免疫力低下的人群以及从未接触过结核杆菌的人群是高危人群，需重点防护。

四、肺结核有哪些症状

肺结核的常见症状是咳嗽、咳痰。有些情况下，肺结核患者还会出现痰中带血、低烧、夜间出汗、午后发热、胸痛、疲乏无力、体重减轻、呼吸困难等症状。如果怀疑自己得了肺结核，要及时到当地的结核病定点医疗机构就诊。

五、如何预防肺结核

肺结核可防可治。接种卡介苗是预防结核病的有效方式。

在学校，我们还要随时关注以下几点有关肺结核防治的信息。

1. 肺结核是长期严重危害人民群众身体健康的慢性传染病。

2. 肺结核主要通过呼吸道传播，人人都有可能被感染。

3. 咳嗽、咳痰 2 周以上，应高度怀疑自己得了肺结核，要及时就诊。

4. 不随地吐痰，咳嗽、打喷嚏时挡住口鼻，戴口罩可以

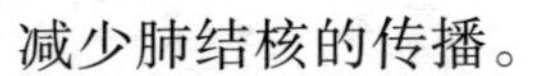
减少肺结核的传播。

5. 通过规范的全程治疗，绝大多数患者可以治愈，还可避免传染他人。

6. 出现肺结核可疑症状或被诊断为肺结核后，应当主动向学校报告，不隐瞒病情，不带病上课。

7. 养成勤开窗通风的习惯。

8. 保证充足的睡眠，合理膳食，加强体育锻炼，提高抵御疾病的能力。

【链接】

我国针对肺结核诊断和治疗的优惠政策

全国各地的结核病防治专业机构，可为初次就诊的肺结核可疑症状者或疑似肺结核患者提供免费胸片和痰涂片检查，为初次确诊并治疗的肺结核患者和复治涂阳肺结核患者提供免费抗结核治疗药品。并且我国的肺结核诊疗优惠政策不受户籍限制，也就是说，流动人口无论走到哪里，都可以和当地居民一样，享受国家的肺结核诊疗优惠政策。

世界防治结核病日

历史上，肺结核曾与天花、鼠疫和霍乱等传染病一样，在全世界范围内广为流行。1882 年 3 月 24 日，德国科学家罗伯特·科赫宣布发现结核杆菌是导致结核病的病原菌，从而给结核病防治带来突破。随着抗结核药物的研制成功，结核病的流行得到了有效控制，并在一些地区绝迹。为了纪念科赫的伟大发现，唤起公众与结核病作斗争的意识，世界卫生组织与国际预防结核病和肺部疾病联盟在1982年决定，将每年的3月24日确定为世界防治结核病日。

第四节　让风疹随风而去

2018年年底，从日本传来的一则信息引起了中国网民的关注。日本各地出现风疹大暴发，截至11月中旬，风疹患者人数已达2032人，是自上次即2012年日本风疹大暴发之后，首次出现患者超过2000人的情况。

风疹是儿童常见的一种急性呼吸道疾病，由风疹病毒通过呼吸道和直接接触传播引起。2012年，据世界卫生组织估计，全球每年约有11万名婴儿在出生时就患有先天性风疹综合征。

风疹最常发生在儿童和年轻人身上，可引起轻度发热和皮疹。需要注意的是，孕妇在孕期特别是孕早期感染风疹病毒可能导致流产、胎儿死亡、死产或婴儿先天性畸形，即先天性风疹综合征。

一、风疹怎么鉴别

风疹初期症状很轻，可伴有低热或中度发热、轻微咳嗽、乏力等，发热 1 ~ 2 天后出现皮疹。皮疹先从面颈部开始出现，24 小时内遍及全身。皮疹表现为稀疏的红色斑丘疹，面部和四肢皮疹可以融合，类似麻疹。

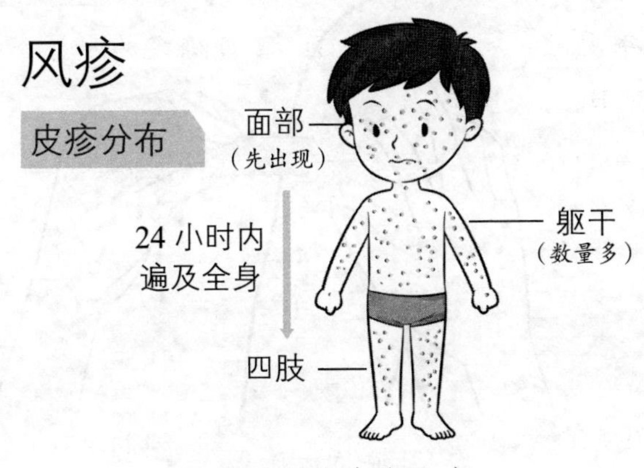

风疹引起的皮疹分布

二、风疹是怎么传播的

与很多呼吸道传染病一样，飞沫传播是风疹的主要传播方式。除此之外，风疹患者的护理者也可能因接触过患者通过粪便和尿液排出的病毒而被传染。

风疹一般多见于儿童，但在其流行期，中青年和老年人也会被传染，而且也不少见。冬春季是风疹的高发季节，风疹多流行于幼儿园、学校、军队等人群聚集性场所。

三、风疹可防不可治

遗憾的是，现在还没有特效药物治疗风疹，临床上主要是对症治疗，防止并发症发生。孕妇孕早期如果感染风疹，明确诊断后应考虑终止妊娠。

接种风疹疫苗是目前预防风疹病毒感染最有效的方法。接种风疹疫苗后 2 周便可产生风疹抗体，在接触风疹病人后尽早接种风疹疫苗可有效减少感染。

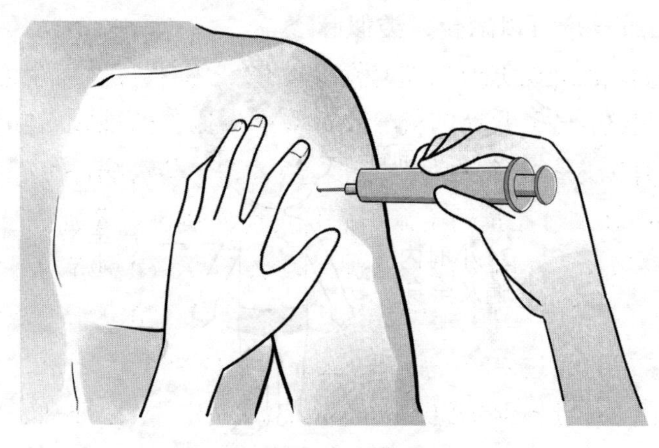

接种风疹疫苗

【链接】

当心先天性风疹综合征

先天性风疹综合征危害很大。患有先天性风疹综合征的儿童可能会出现听力障碍、眼睛和心脏缺陷以及其他终身残疾，包括自闭症、糖尿病和甲状腺功能障碍等。在接种疫苗之前，每 1000 名活产儿中有高达 4 个婴儿在出生时就患有先天性风疹综合征。

第五节　麻疹何以卷土重来

当人们的注意力都被新冠肺炎疫情蔓延全球的形势所吸引时，世界卫生组织正在担心另一种“古老”的传染病——麻疹可能会出现更大规模暴发。早在新冠肺炎疫情发生之前，非洲的刚果民主共和国就已经饱受麻疹流行的摧残。自2018年10月以来，这个人类熟悉的“古老”的传染病已经夺去了当地6500多名儿童的生命，而且目前疫情仍在蔓延。

近年来，除刚果民主共和国外，全球多个国家均暴发了麻疹疫情。世界卫生组织的统计数据显示，2019年全球已报告麻疹病例超过44万例（截至2019年11月5日），已报告麻疹疫情的有世界卫生组织的187个成员国，其中非洲、中东及欧洲地区疫情最为严重。

什么是麻疹？得了麻疹有什么样的症状？作为一种可用疫苗预防、已经很少见的传染病，麻疹为何会卷土重来呢？

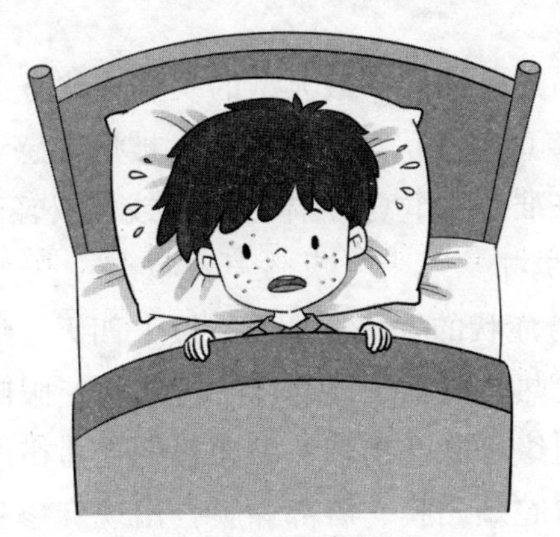

麻疹患者

一、什么是麻疹

你以为自己得了感冒，但没多久，你开始高热不退，皮肤上出现密密麻麻的红色斑丘疹，紧接着中耳炎、气管炎、肺炎并发。实际上，你很可能是被传染上了麻疹——一种由病毒引起的传染性极强的急性呼吸道疾病。

在广泛接种麻疹疫苗之前，平均每两到三年发作一次的麻疹疫情令不少人徘徊于鬼门关前，每年有数百人因为这种传染病丧命，而幼儿和孕妇是最容易受感染的人群，他们患病后即便是活了下来，也可能失明、听力下降，或是终身残疾。

二、得了麻疹有什么样的症状

麻疹刚开始的症状很像感冒，几乎所有患者都有发热、咽痛、咳嗽和肌肉疼痛等症状，唯一不同的是麻疹患者几天后皮肤上会出红色疹子。

麻疹临床上分为潜伏期、发疹前期、出疹期、恢复期，共四期。

被麻疹病毒感染后，最典型的发病症状有如下表现。

1. 悄无声息的潜伏期：麻疹病人被病毒感染，病毒在身体里潜伏下来准备“作案”，体温正常或仅仅轻微上升，平均时间在 10 天左右。

2. 呼吸道症状的发疹前期：持续三四天，症状类似于感冒，会中度发热、咳嗽、流鼻涕、流眼泪，眼睑肿、结膜发炎，下眼睑边缘可能会出现一条明显的充血横线，这对诊断很有帮助。口腔颊黏膜、唇部黏膜会出现麻疹黏膜斑，灰白色，外套红色晕圈。

3. 全身症状的出疹期：发热三四天后，皮疹开始出现，体温也会突然飙升，甚至达到40℃。出疹一般从耳后、颈部开始，逐渐发展到脸上、胳膊上、躯干上，多是不规则的红色斑丘疹，压一压会褪色。

4. 皮疹消退的恢复期：疹子会持续三四天，之后逐渐开始消退，发热也慢慢好转。疹子虽然退了，但会出现麸糠样的脱屑以及色素沉着。7～10天后，麻疹感染过程正式宣告结束。

三、麻疹的危险在于其并发症

麻疹的病死率为1‰～3‰，但在发展中国家，病死率可达2%～15%。大多数与麻疹相关的死亡由麻疹并发症所致。麻疹可能造成支气管炎、肺炎、神经系统并发症、营养不良与维生素A缺乏症等并发症。

未接种过麻疹疫苗的婴幼儿患麻疹的风险最高，同时发生并发症（甚至死亡）的风险也最高。不到5岁特别是不到2岁的儿童患麻疹后，易并发支气管肺炎、喉炎和心肌炎。此外，孕妇患麻疹有可能造成自然流产或导致胎儿染上麻疹。

四、麻疹为何会卷土重来

作为一种可用疫苗预防、已经很少见的传染病，最近麻疹为何会卷土重来？要回答这个问题，我们先来了解一下麻疹病毒的传染性。

麻疹俗称“见面传”。虽说患者是麻疹唯一的传染源，但是，麻疹可以通过呼吸道传播、空气传播或直接接触传播。凡未患过麻疹又未接种过麻疹疫苗的人，在接触麻疹患者后，均易被感染而发病。因此，麻疹可以说是传染性最强的疾病之一。

1996 年，美国疾病控制与预防中心和泛美世界卫生组织作为东道主召开会议，提出要在 10 ~ 15 年后消灭麻疹在全球的流行。进入新千年后，伴随着安全有效且价格便宜的麻疹免疫接种逐步得到普及，全球每年因麻疹而死亡的人数下降了 80%，从 2000 年的 54.5 万例下降到 2017 年的 11 万例。然而 2018 年，全球麻疹病例急升约 50%，达到近 1000 万例，接近 10 年来的最高峰，约有 14 万人死于麻疹。时间已经来到 2020 年，人类距离消灭麻疹的目标却仍然很遥远。

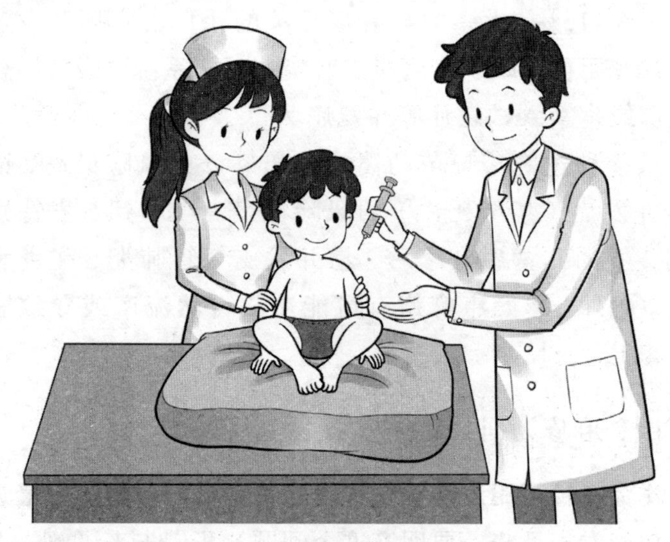

注射麻疹疫苗

除了其传播途径多样和潜伏期长导致健康人群容易感染麻疹病毒外，免疫屏障缺失是导致麻疹流行的另一个原因。

在不同国家，麻疹卷土重来的情况有所不同，但主要原因都是在人群中没有形成免疫屏障，即有一定量的没有免疫力的人群存在，一旦有传染源出现，极易造成传播。以日本为例，虽然日本早已宣布消灭了麻疹，但小部分成人没有免疫力，当麻疹病例传入时，就会导致成人中出现一轮小的暴发。

我国实施计划免疫后，麻疹发病率和病死率已明显降低，麻疹大流行基本上得到控制。但由于人口流动增加，部分儿童麻疹疫苗漏种或免疫失败，加上初免后随着年龄增长免疫力逐渐降低等原因，麻疹小规模流行时有发生。

五、得了麻疹不要慌，可以这样做

首先可以采取一般治疗。比如卧床休息，房间内保持适当的温度和湿度，常开窗通风以保持空气新鲜；保持皮肤、黏膜、口腔清洁，可用盐水漱口，每天重复几次；多吃富有营养的食物，补充足量水分；密切观察病情，出现并发症立即就医。如果发现手心、脚心有疹子出现，说明疹子即将出完，很快会进入恢复期。

其次，对症治疗以缓解症状。比如高热时可用少量退热剂；剧烈咳嗽时用镇咳祛痰药；继发细菌感染时可用抗生素；维生素 A 缺乏患麻疹的儿童应补充维生素 A。

没有并发症时，一般没有生命危险，家长不要慌张，按医嘱在家对病儿进行细致护理即可。不要带孩子到处看病，着凉容易引发并发症或感染其他疾病，还有可能把麻疹传给他人。

第六节　一起来“战痘”

一、揭开水痘的“面纱”

什么是水痘？相信很多人都对水痘有一定的了解。水痘是一种常见的小儿出疹性传染病，是一种由水痘-带状疱疹病毒所引起的原发性感染，多发于冬末春初时节。临床特征是同时出现全身性丘疹、水疱、结痂。潜伏期一般为10～21天。

水痘主要由口腔飞沫经空气传播，也可通过接触被病毒污染的衣物、玩具、用具等传播。患者是唯一的传染源。当患者感染水痘后，从发病前两天就开始具有传染性，其传染期跨越整个病程直到完全结痂。值得庆幸的是，此病一般终身只得一次，治愈后可以获得终身免疫。

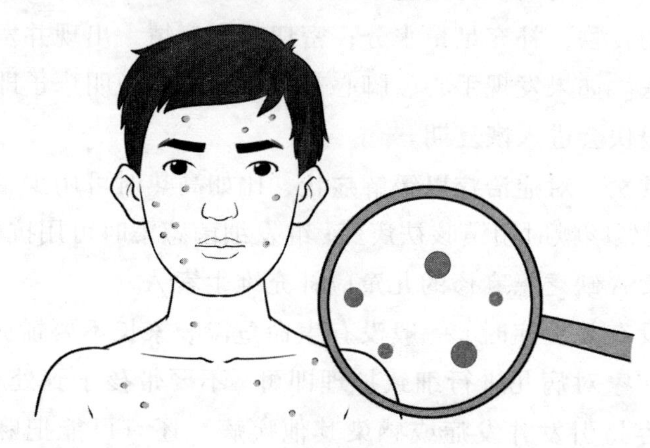

水痘症状

水痘具有高度传染性，任何年龄人群均可感染，10岁以下的儿童最容易被传染，占发病总数的90%以上，但儿童症状比较轻。因此，水痘也成为不少家长的“心头之痛”。

需要注意的是，水痘并非“儿童专属”，成人一样可能感染水痘。成人感染水痘的主要原因是以往没有接种过水痘疫苗，或者接种后没有产生有效的免疫，并且此前没有感染过水痘病毒。过度疲劳状态、不规律的生活和熬夜等，都有可能导致人的机体免疫力低下，从而让病毒有机可乘。

二、识别水痘的症状

水痘初起时有发热、咳嗽、流涕、食欲减退等症状，和感冒类似。1 ~ 2 天后前胸、后背、头皮、胳膊、腿等部位会相继出现皮疹，以躯干为主，四肢较少，呈向心性分布，部分患者口腔黏膜上也会出疹。

在出疹的 2 ~ 4 天内，皮疹很快转为椭圆形的疱疹，大小不一，内含水液，瘙痒明显，最后结痂脱落，不留瘢痕。水痘最明显的特点是皮疹会分批出现，此起彼落，在同一时期，丘疹、疱疹、干痂并现，呈“三代同堂”的特点。

儿童的症状表现得较为轻微，若家长带患儿去医院检查血象，可见白细胞计数正常或偏低。另外也可以对咽部分泌物或血液进行病毒分离检测，以进一步确认是否患病。

成人的发病症状通常比儿童更为明显、严重，可伴有高热、呕吐、头痛、全身不适等，病情持续时间也会更长，皮疹数量更多，甚至有血疱；若治疗不及时还会引起脑炎、肺炎等并发症。孕妇患水痘可能会对胎儿造成负面影响。

三、接种水痘疫苗是最好的预防措施

毋庸置疑，接种水痘灭活疫苗是预防水痘的最好办法。通常 14 岁及以下儿童的水痘疫苗接种方案：12 ~ 24 月龄接种第1剂，4 ~ 6周岁接种第2剂；未按程序完成2剂者，应补齐2剂次，接种间隔大于或等于3个月。

接种水痘疫苗既预防了水痘，同时也预防了带状疱疹。正如我们前面说过的，一般来说，水痘愈后可以获得终身免疫，因此如果已经得过水痘，则不需要再接种水痘疫苗。

需要注意的是，水痘和带状疱疹是由带状疱疹病毒引起的两种不同表现的疾病，水痘恢复后带状疱疹病毒仍潜伏在体内，在外伤、过度疲劳、感染等刺激下，潜伏在体内的带状疱疹病毒有可能再度激活引发带状疱疹，这种情况多见于成人特别是老年人。因此，积极锻炼身体，提高自身免疫力也是预防的关键。

四、身边有人得水痘不要慌，这样做

假如身边有人得了水痘，不要慌，只需注意个人卫生和环境的消毒工作，保持室内空气流通，避免潮湿，并对被褥等用品进行曝晒或沸水蒸煮处理，做到不共用碗筷，避免接触水痘患者的呼吸道分泌物、疱液、血液等；对水痘患者的用具、衣服、房间分别进行沸水蒸煮、曝晒、通风处理。

家长若发现孩子得了水痘，首先应隔离患儿。隔离时间以至少待疱疹全部结痂或出疹后7日为宜，暂时不要让孩子去幼儿园或学校，以免传染其他小朋友。其次，不要让孩子出门和其他儿童玩耍接触，并防止与孕妇接触。同时，要对孩子的玩具和平时使用的日用品进行清洗消毒。最后，要加强室内通风、换气和消毒。可用金银花20克、板蓝根20克、生甘草5克，煎水代茶饮用，对水痘有较好的预防和治疗作用。

【链接】

关于水痘的3个传言

1. 每个人都会得水痘

水痘是由病毒引起的，因此不是每个人都百分之百会患上水痘，但由于水痘是一种传染病，而且是一种常见的传染病，因此一个人一生中感染水痘的概率很高。一般来说，水痘患者治愈后可以获得终身免疫，然而，患有水痘的人，病毒可能在体内潜伏多年，如果以后再感染，会导致带状匐行疹，相反，从未患过水痘的人不会得带状匐行疹。

2. 水痘没有药物可以治疗

水痘虽然没有特效药，但是可以进行抗病毒治疗，其作用是缓解病情，缩短病程，促进疱疹结痂，减少患者的疼痛和并发症。水痘一般是一种轻微的疾病，大多数病例症状轻微，不会引发严重问题。但是，成人患水痘病情可能更严重，有些患者会出现继发感染，引发肺炎等并发症，甚至导致死亡。尤其是免疫力低下的患者，应尽早服用抗病毒药物，以避免并发症的发生。

3. 有水痘不可以洗澡

事实上，水痘患者更要保持个人卫生，因此，每天洗澡是必要的。洗澡后要保持皮肤清洁干燥，这样才不会引起细菌感染。需要注意的是，洗澡时不要弄破水痘。

第七节　警惕会“破相”的流行性腮腺炎

提到流行性腮腺炎，很多人可能会回想起小时候的痛苦经历。脸颊肿大、疼痛，脸部变形、颜值暴跌，吃饭都困难，这些恐怕是我们对腮腺炎最深刻的记忆了。

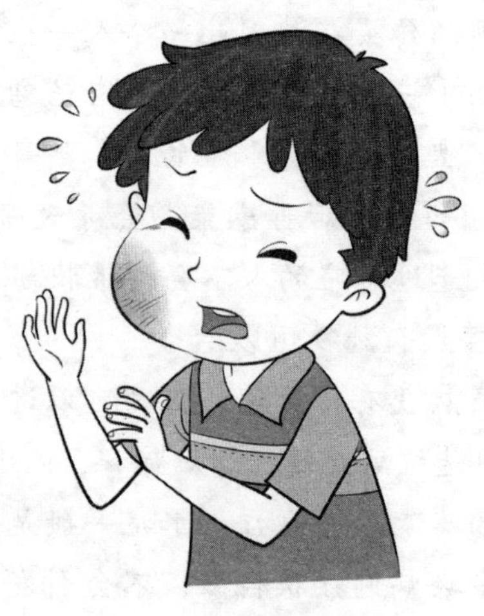

流行性腮腺炎患者

国家卫生健康委发布的《2018 年 8 月全国法定传染病疫情概况》中，流行性腮腺炎的发病数高达 16801 例，排在丙类传染病发病数第二位，仅次于手足口病。流行性腮腺炎一年四季均可发病，常年在幼儿园和小学中流行，极易造成传染，是危害青少年健康的主要疾病之一，应该注意防控。

一、俗称“猪头疯”

流行性腮腺炎俗称“猪头疯”，是一种由腮腺炎病毒引起的急性、全身性感染，有时被称为感染性腮腺炎，主要影响唾液腺。

在我国的传染病分类体系中，流行性腮腺炎属于丙类传染病，其潜伏期长，流行强度较大，常在人口聚集地区暴发性流行。流行性腮腺炎传染性极强，可以通过飞沫传播或接触被感染者唾液污染的物体传播。有时候患者的一个喷嚏，甚至只是“一口气”，都可能造成他人感染。

流行性腮腺炎最常发生在 5 ~ 14 岁的儿童和青少年身上，最常影响 5 ~ 9 岁的儿童，10 岁以下的儿童占发病总人数的 60.70%，两岁以内的婴幼儿较少感染，男孩较女孩易发。不容忽视的是，腮腺炎病毒也可以感染成年人，而且成年患者，可能出现更为严重的并发症。

潜伏期长是其另一个特点。流行性腮腺炎潜伏期通常为 12 ~ 22 天，患者腮腺肿大前 6 天至肿后 9 天都可以从唾液腺中分离出病毒。因此，患者在临床症状出现前数天就开始排出病毒，不易及早发现，从而容易引发传染。

值得注意的是，20%~ 40%的流行性腮腺炎患者没有出现腮腺肿大的症状，但仍然具有传染性。患者治愈后可以获得终身免疫。

二、流行性腮腺炎的主要症状

流行性腮腺炎称痄腮，这个“痄”字就把它的特点概括了：肿、痛而且起病迅速。患者大多急性起病，伴随腮腺肿大。当腺体肿大明显时，出现胀痛和感觉过敏；在咀嚼或进食酸性食物时，疼痛加重。除了腮腺部位肿痛外，大部分患者还有间断性发热症状，体温在 38℃左右。

流行性腮腺炎的症状较易辨别。腮腺位于两侧面颊近耳垂处，患流行性腮腺炎时，肿大的腮腺以耳垂为中心，向周围蔓延，表现为脸颊肿大。

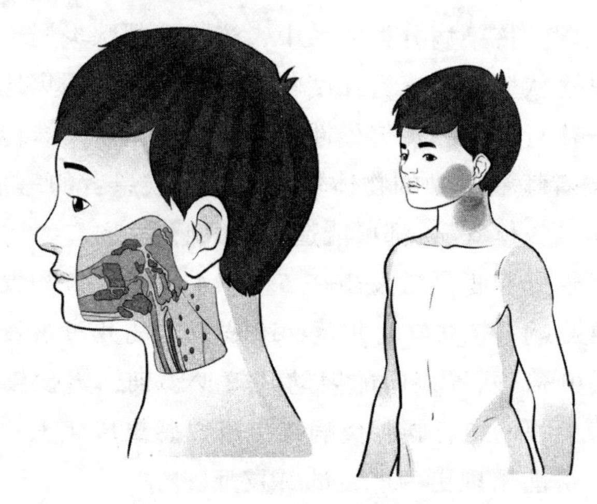

腮腺炎症状

三、并发症才是真正的“杀手”

流行性腮腺炎本身并不可怕，真正可怕的是它的并发症，会对肌体造成严重损害，应高度警惕和防治。

其一，流行性腮腺炎容易导致神经系统疾病，例如无菌性脑膜炎、脑膜脑炎、多发性神经炎、脊髓炎等，严重的还可能引发儿童后天获得性耳聋。

其二，流行性腮腺炎容易引起生殖系统并发症，如睾丸炎、卵巢炎等，严重的可影响生育能力。

其三，流行性腮腺炎还容易引发胰腺炎等疾病，表现为上腹部疼痛或压痛、发热、寒战、呕吐和虚脱等。

值得庆幸的是，幼儿正处在生长发育阶段，组织修复能力极强，所以患病后如果治疗得当，则很快能够康复。在病毒感染周期结束后，流行性腮腺炎就会自动痊愈。

四、预防流行性腮腺炎有策略

流行性腮腺炎虽然是一种传染性疾病，但是可防可治，所以不必过于担心。预防流行性腮腺炎，个人和学校都有责任。

在个人预防方面，首先应当接种疫苗，接种疫苗是最有效的预防措施。其次，要注意个人卫生，养成良好的卫生习惯。青少年尤其要注意做到“四勤一多”：勤洗手，勤通风，勤晒衣被，勤锻炼身体，多喝水。最后，在流行季节避免去人群密集的场所。如要前往人群密集的场所，需佩戴口罩。如果身边的朋友患有流行性腮腺炎或有疑似症状，要避免与其接触，更不要与其一起玩耍或聚会。

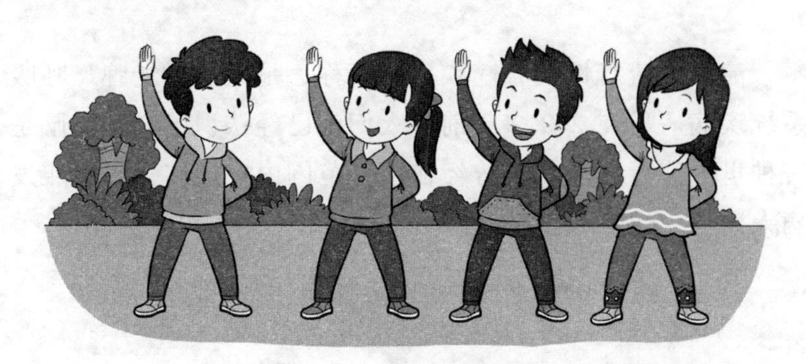

勤锻炼身体

在学校预防方面，应当注意教室通风，保持空气流通。放学后可以用0.2%过氧乙酸对教室等场所进行消毒；学校要落实晨检、因病缺勤登记和追踪制度，要求患病学生凭医疗机构出具的康复证明返校复课，避免将疾病传染给免疫力较差的同学；出现疫情，要及时报告当地卫生机构，并做好消毒工作，同时尽早对易感人群进行相应疫苗的应急接种。

五、不幸中招该怎么办

由于流行性腮腺炎有传染性，所以一旦孩子被诊断为流行性腮腺炎，最好在家休息，不要上学，以免传染其他同学。急性期应避免食用刺激性食物，多饮水，保持口腔卫生，高热患者可进行物理降温。如果没有并发症，1周左右可自愈。腮腺肿大完全消失，即可解除隔离。健康的同学如果接触了流行性腮腺炎病人，需要隔离观察3周。

第八节 科学应对，不惧流脑

流脑是流行性脑脊髓膜炎的简称，是一种“老牌”呼吸系统疾病。早在200多年前，人们就已经认识了它。流脑是一种世界流行性疾病，曾经在世界范围内广泛传播，每年发病人数达30万～50万。

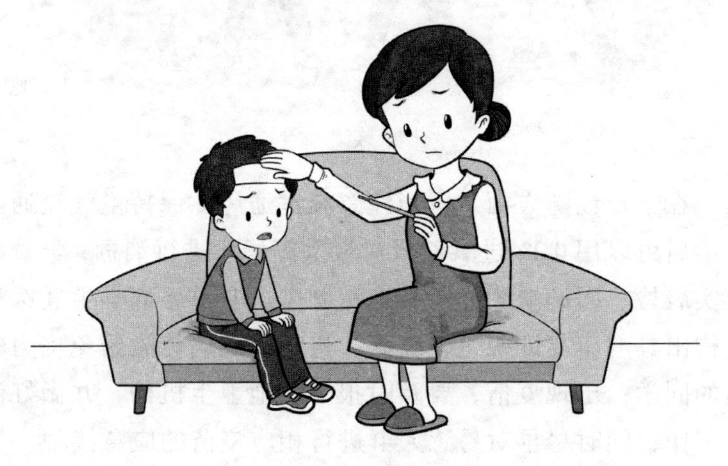

流脑症状

一、流脑的“前世今生”

在认识流脑之前，我们先来了解一下它的“前世今生”。1878年，研究人员首次在脑脊液细胞中发现了双瓣形革兰阴性的双球菌，即奈瑟脑膜炎球菌。这种细菌独立性强，潜伏期可以短至1天，因此病情发展快，暴发性患者几个小时内就有可能死亡。

作为一种世界流行性传染病，流脑曾肆虐全球，我国也未能幸免。1938年、1949年、1959年、1967年和1977年我国先后发生5次全国性流脑大流行。1985年，我国开展大规模流脑A群疫苗接种之后，流脑的发病率持续下降，未再出现全国性大流行，其危害程度也大幅降低。

值得注意的是，流脑流行虽然在较早期得到了有效遏制，但仍然是不容我们忽视的健康威胁。2004年11月，安徽省几所中学里就曾出现流脑局部暴发，发病68人，死亡6人，为我们的疾病防控工作敲响了警钟。

二、流脑的流行特点

流脑发病有一定的季节性特点，一般冬春季节病例高发，11—12月病例开始增多，第二年的2—5月为发病高峰期。流脑主要通过病人或者病原携带者打喷嚏、咳嗽等形式使病菌随飞沫进入其他人的呼吸道而造成感染。流脑病菌存在于患者鼻咽腔分泌物中，通过患者咳嗽、打喷嚏等实现传播，若受感染者免疫力弱，病菌就可能进入其血液循环系统，在血液中繁殖形成毒血症，进一步侵犯其脑组织和脊髓外的被膜，引发脑脊髓膜炎。

流脑的可怕之处在于，该病病死率高，危险性大，是严重危害青少年健康的传染病。相关数据显示，目前我国每年大约有3000人患流脑，死亡近200人。婴幼儿、儿童和青少年最容易感染流脑，特别是居住、生活、学习环境拥挤的人群。

三、流脑的三大症状

高热、头痛、喷射状呕吐是流脑典型的三大症状。流脑起病急，病初有鼻炎、咽喉炎或扁桃体炎等上呼吸道症状，临床上常常被忽视。患者随即出现高热、寒战、乏力、头痛、呕吐等症状。

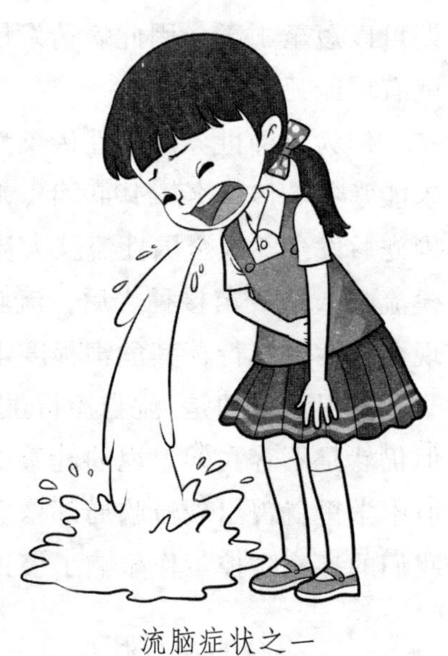
流脑症状之一

因为细菌经血液传播可引起败血症，细菌堵塞小血管，所以患者皮肤上可看到大小不等的出血点，称为瘀点，瘀点甚至会扩大变成瘀斑。病情进展快时瘀斑会继续增大，中央出现紫红色大块皮肤坏死。

当细菌及其毒素侵入大脑，就会出现典型的脑膜刺激征。脑膜刺激征主要表现为颈项强直和屈髋伸膝征。大家可能对这两个词感到比较陌生。颈项强直是指在颈部和背部肌肉运动时，被牵引和受压的神经根就会产生疼痛感，而屈髋伸膝征就是指坐骨神经在屈髋伸膝试验时会受到牵引而产生疼痛感。此外，患者还会有剧烈的头痛、呕吐等症状，严重的甚至会出现中毒性休克。

四、流脑的并发症

随着现代医学的进步，如今大多数流脑患者都能治愈，流脑患者的死亡率已经下降到 5%以下。只有极少数的患者会出现脑积水、颅神经受损如耳聋和视力障碍以及脑梗死等并发症。

五、流脑的预防

流脑及其并发症是青少年健康的一大威胁，因此做好预防就显得尤为重要。

（一）养成良好的个人卫生习惯

打喷嚏或咳嗽时应用纸巾或肘臂挡住口鼻，不要随地吐痰，不要随意丢弃吐痰或揩鼻涕使用过的手纸；勤洗手，使用肥皂或洗手液并用流动水洗手，不用脏毛巾擦手；不要与他人共用水杯、餐具；每天晚间要认真刷牙，刷牙后用温生理盐水漱口，仰头含漱能充分冲洗咽部，效果更佳。

（二）加强锻炼，平衡饮食，注意休息

加强户外活动和耐寒锻炼。注意平衡饮食，保证充足的睡眠，增强体质，提高自身免疫力。

（三）做好个人防护，出现症状及时就医

在疾病流行季节尽量避免前往人员拥挤的室内场所，如果必须前往，应规范佩戴口罩。如出现发热、头痛、呕吐等症状，应及时就医。确诊患者应佩戴口罩，以防传染他人。接种流脑疫苗可减少感染的机会或减轻流脑症状，是流脑预防的最佳方式。

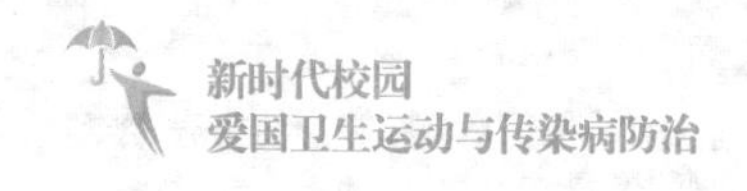

【链接】

流脑与流感的区别

流脑与流感，很容易被人混淆，两者不仅名称相似，而且都会出现头痛、发热、咳嗽等症状，但两者之间还是有本质区别的。

流感多数是由病毒感染引起的，发热、咳嗽、流鼻涕等症状较轻，属呼吸道传染病，用抗病毒药物对症治疗后症状减轻，大多数患者有自愈倾向。流脑是由脑膜炎球菌感染引起的，绝大多数患者伴有上呼吸道感染症状。当脑膜炎球菌进入脑脊髓膜后，病情发展特别快，用抗病毒药物治疗无效，死亡率较高。

需要注意的是，患者感染流脑初期会出现类似伤风感冒的症状，如咽痛、鼻塞、流涕、咳嗽和轻微的发热。随着病情变化，患者会出现嗜睡、昏迷、抽筋、皮肤和黏膜出现大片瘀斑等全身中毒症状；发展到脑膜炎阶段后，患者就会出现剧烈头痛、高烧和呕吐等症状，如不及时抢救会很快死亡。

第四章 肠道传染病

肠道指大肠和小肠，是人体消化道的一部分。我们日常的饮用水和食物如果被病原体污染，并经过口腔进入肠道，这些病原体就会在肠道内繁殖且散发毒素，破坏肠黏膜组织，能引起肠道功能紊乱和损害，严重影响身体健康。人体一旦被感染，患者通过粪便排出病原体，病原体将再次感染他人。这样的传染病就是肠道传染病。

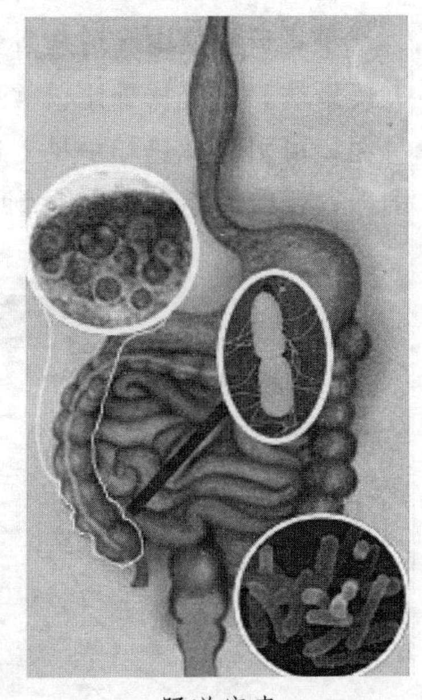

肠道病毒

经水传播、食物传播、接触传播、昆虫传播是肠道传染病的主要传播途径。肠道传染病包括由细菌引起的细菌性痢疾、伤寒、副伤寒、霍乱、副霍乱以及食物中毒等；阿米巴原虫引起的阿米巴痢疾；病毒引起的病毒性肝炎、脊髓灰质炎（小儿麻痹）等。

第一节　逃出手足口病的“魔爪”

2008年，安徽阜阳十多名儿童死于“怪病”，后来被确诊为死于手足口病。这场全国瞩目的事件让许多人第一次听说了一种实际上极为常见的传染病。

手足口病是由肠道病毒引起的常见传染病之一，属于丙类传染病，在夏秋季比较常见，多发生于5岁以下的婴幼儿身上，可引起发热和手足、口腔等部位的丘疱疹、溃疡，个别患者可出现心肌炎、肺水肿、无菌性脑膜炎等致命性并发症。

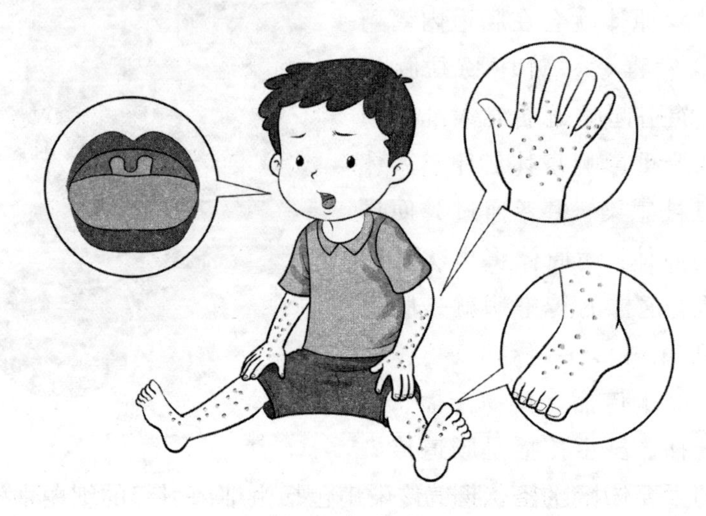

手足口病症状之一

一、认识手足口病

1957年，新西兰首次报告手足口病。1958年，研究者分离出柯萨奇病毒。1959年，该病在英国流行时被命名为手足口病。1969 年，肠道病毒 EV71 型在美国被首次确认，已有数十个国家和地区发生手足口病流行。

1981 年，我国上海首次报告手足口病。此后，北京、河北、天津、广东、福建等 10 多个省市都有病例报告。1987 年，武汉病毒研究所从手足口病病人体内分离出 EV71 病毒。流行季，手足口病发病数在我国法定丙类传染病中常位居前列。

手足口病是全球性疾病，我国各地全年均有发生，每年 4—6 月是手足口病的高发季节，部分地区还会出现秋冬季小高峰。发病人群以 5 岁及以下儿童为主，同一儿童可因感染不同型肠道病毒而多次发病。

二、手足口病隐性感染率高

手足口病隐性感染率高，患儿和隐性感染者为主要传染源。肠道病毒适合在湿、热的环境下生存，可通过感染者的粪便、咽喉分泌物、唾液和疱疹液等广泛传播。

密切接触是手足口病主要的传播方式，被病毒污染的手、毛巾、刷牙杯、玩具、餐具、奶瓶以及床上用品、内衣等都有可能引发感染。另外，呼吸道飞沫传播、饮用或食入被病毒污染的水和食物亦可导致感染。

三、手足口病的症状

手足口病的潜伏期为 2 ~ 10 天，平均 3 ~ 5 天，病程一般为 7 ~ 10 天。

得了手足口病，最典型的表现是发热、口腔黏膜溃疡和特征性部位（手掌、足底、臀部）皮肤疱疹。

首先出现的症状多为低热，常伴有食欲减退、全身不适、咽喉痛，发热 1 ~ 2 天后出现口腔黏膜溃疡和皮疹。溃疡表现的过程为一开始是红斑，随后出水疱并进展为溃疡，患者常因为疼痛而拒食。皮疹表现的过程为一开始是斑丘疹，随后转为疱疹，皮疹不痒。有的患者也可能只出现皮疹或口腔溃疡，不发热。

大多数患者预后良好，一般在1周内痊愈，无需采取特殊治疗，无后遗症。

少数病例，特别是EV71感染患者，可出现脑膜炎、脑炎、脑脊髓炎、神经源性肺水肿、循环障碍等，病情凶险时可导致死亡或留有后遗症。

四、手足口病的预防

注意手卫生是关键。进食前、如厕后、处理呕吐物或更换尿布后应洗手；打喷嚏或咳嗽时，应用纸巾掩盖口鼻（如无纸巾，可用肘臂），并将纸巾丢至垃圾桶内。同时要避免密切接触手足口病患者。勿与他人共用个人物品，如毛巾、汤匙等。可用高温、漂白粉或紫外线照射对患者口鼻分泌物污染过的玩具或其他物品以及患者常触碰的物品、家具和环境表面进行消毒。

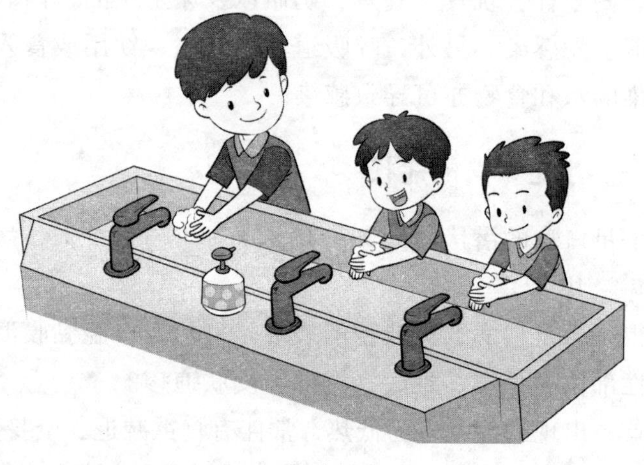

勤洗手

当然，接种疫苗也不能被忽视。6 月龄开始接种疫苗可及时为易感儿童提供保护，越早接种越好，鼓励在 12 月龄前完成接种程序，以便尽早发挥保护作用。

第二节 恐怖的霍乱

在哥伦比亚作家加西亚·马尔克斯创作的长篇小说《霍乱时期的爱情》的描述中，霍乱和战争具有同样的威力，严重威胁着拉美人民的生命。霍乱是一种“古老”的急性肠道传染病，由霍乱弧菌引起，具有发病急、传播快、波及面广的特点，是我国两种法定甲类传染病之一，也是当今三种国际检疫传染病中最严重的一种，在历史上曾引发 7 次世界性大流行，造成数以百万计的人员死亡。

一、霍乱的流行

霍乱是历史上对人类威胁最大的疾病之一，美国作家威廉·麦克尼尔在《瘟疫与人》一书中这样描述患者病症的恐怖：

> 猛烈的脱水使患者在数小时内便干枯得面目全非，微血管破裂使肤色黑青……就像一部慢摄快放的影片在提醒旁观者，死亡是多么的狰狞、恐怖和完全不可控制。

早在公元前 5 世纪的梵语文献中就有过对霍乱的描述。霍乱真正从地方疫病演变为全球性疾病，始于 19 世纪。1817 年，印度杰索尔暴发霍乱，5 年时间里，霍乱通过商船传播到了泰国、印度尼西亚、中国、日本等亚洲国家。霍乱被看作需要政府干预的主要公共卫生问题之一，现在仍然是世界上许多区域的流行性或地方性疾病。

在我国绝大多数地区，霍乱的发病季节一般在5—11月，流行高峰多在 7—10 月。在我国华南等热带和亚热带地区，霍乱的季节特征不明显，全年均可出现散发、暴发或流行。霍乱目前在我国以散发和暴发为多见。

二、霍乱的传播

霍乱是经粪–口感染的肠道传染病，主要经水、食物和密切接触传播。

在缺乏安全饮用水的地区，经水传播是霍乱最主要的传播途径。历次较广泛的霍乱流行或暴发多与水体被污染有关。

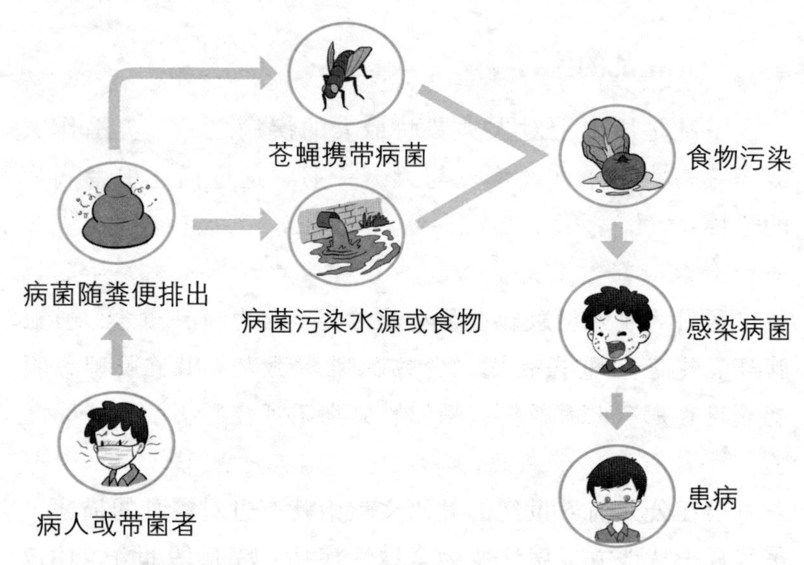

霍乱传播流程图

经食物尤其是水产品类（如甲壳类、贝壳类等）造成霍乱传播是我国霍乱流行的主要原因。食物在生产、运输、加工、贮存和销售中都有可能被霍乱弧菌污染。食物污染可以是病人或带菌者直接接触造成的污染，也可以是用受污染的饮用水、水产品等进行食品加工的过程中因操作不当造成的污染。

此外，接触霍乱病人、带菌者的粪便或呕吐物以及接触被霍乱弧菌污染的物品，也是霍乱传播的主要途径。

无论种族、年龄和性别，人群对霍乱弧菌普遍易感，胃酸缺乏者尤其易感。

三、霍乱的症状

霍乱病程中，潜伏期从数小时至 5 天不等，一般为 1 ~ 2 天。根据病情程度可分为轻、中、重三型，一般轻型多，重型少。

“挥霍之间，便致缭乱。”这是从汉语字面意思上对“霍乱”一词的解释。中医中霍乱泛指具有剧烈吐泻、腹痛等症状的肠胃疾患。

霍乱发病时常伴有腹泻症状。轻型病例起病较缓，大多数患者仅有轻度腹泻，极少数伴有呕吐，其大便性状为软便、稀便或黄水样便，个别带黏液或为血性，一般无发热、腹痛、里急后重等症状，少数有腹部隐痛。中、重型患者起病突然，多以剧烈腹泻开始，继以呕吐，也有先吐后泻者；多无腹痛，少数有腹部隐痛或腹部饱胀感，个别可有阵发性绞痛；每日大便十数次或更多，一些重型患者粪便可从肛门直流而出，无法计数；大便性状初为稀便，后即为水样便，以黄水样或清水样为多见，少数为米泔样或洗肉水样；有恶心、呕吐症状，呕吐呈喷射状，呕吐物初为食物残渣，继为水样；一般无发热，少数可有低热，儿童发热较成人多见。

四、霍乱的处置

做到早发现、早报告、早诊断、早隔离、早处理，这是有效管理传染源、迅速控制疫情的首要环节。

发现霍乱病例或疑似病例后，立即进行处置，同时按规定在 2 小时内进行网络直报或用最快的通信方式（电话、传真）向当地疾病预防控制机构报告。

五、霍乱的预防

预防霍乱的方法比较简单，主要是“管好一张嘴”，预防病从口入，做到“五要五不要”。

五要：饭前便后要洗手，买回海产品要煮熟，隔餐食物要热透，生熟食品要分开，出现症状要就诊。

五不要：生水未煮不要喝，不卫生餐厅不光顾，腐烂食品不要吃，暴饮暴食不可取，未消毒（霍乱污染）物品不要碰。

对于将要到霍乱流行地区旅行和工作的人员，尤其是如果所赴地区正处于流行中或易流行季节，建议提前 3 周或 4 周口服霍乱疫苗。

第三节　拉不停，当心是痢疾

小明说他最近和朋友一起出去吃了顿烧烤，回来后，他一直腹泻而且感觉乏力，于是他去医院检查，结果被诊断为痢疾。虽然日常生活中经常会听到痢疾这个词语，但很多人却并不知道痢疾究竟是什么，也不清楚患了痢疾会有哪些症状。另外，因为痢疾和拉肚子的症状很像，所以有的人根本分不清什么是痢疾、什么是拉肚子。

一、何为痢疾

首先来了解一下何为痢疾。一般来说，痢疾是由痢疾杆菌引起的肠道传染病，主要症状是发热、腹痛、腹泻、里急后重，大便有脓血和黏液等，还有可能出现乏力、食欲减退等全身中毒症状。症状严重者还会出现中毒性脑病或感染性休克的情况。此病一年四季均可发生，但夏秋季更多见。《黄帝内经》称此病为“肠游”“赤沃”。痢疾病位在肠，但与脾胃有密切关系。

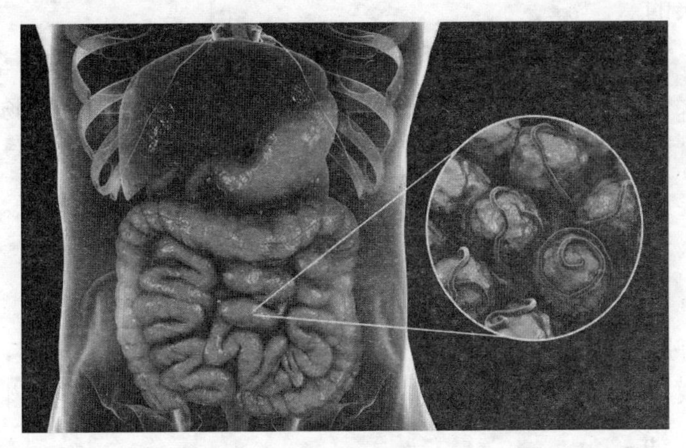

痢疾杆菌

二、痢疾是怎么引起的

俗话说："病从口入。"消化系统疾病往往和我们不良的生活习惯密切相关。痢疾的传染途径是粪便、手、口，即痢疾病人排出的大便中存在着大量的痢疾杆菌，可以通过污染水源引起大流行，也可以通过苍蝇、蟑螂等污染食物，还可以通过病人用过的餐具、玩具、工具等感染健康人。无论是通过什么途径，只要痢疾杆菌进入了人体的消化道，就有可能在肠道内大量繁殖，经数小时到7天左右的潜伏期引发痢疾。

三、分清痢疾和胃肠炎

在日常生活中，我们经常会听说痢疾，但是很多人都会把痢疾和拉肚子混为一谈，认为痢疾就是拉肚子，其实这是错误的。

如果一天大便的次数超过四次或者短时间比如两三个小时大便三次或者三次以上就要注意了，这极有可能是胃肠炎，也可能是痢疾。

如果确定是痢疾，最好先吃止泻药，然后马上就医。

四、预防痢疾很简单

1. **勤洗手**。痢疾多半是病菌入口引起的，因此，我们要养成勤洗手的好习惯，尤其是饭前便后一定要将手洗干净。

2. **讲究卫生**。家里的厨房要收拾干净，冰箱要经常擦洗，橱柜要经常保持通风，可以在橱柜上安装一个纱门，防止蚊虫进入。

3. **灭蝇灭蟑**。在经常有苍蝇、蟑螂出入的房间里喷上杀虫剂，喷洒完毕后把门窗打开，让屋里含有药剂的气体排出去，以免伤害我们的身体。

4. **多吃新鲜的蔬菜和水果**。很多人有囤货的习惯，喜欢一次性买很多蔬菜和水果，然后放入冰箱，殊不知冰箱的冷藏柜中也会孳生细菌。放入冰箱的果蔬要尽快食用，食用之前要清洗干净，剩饭、剩菜要加热彻底再吃。

5. **注意个人卫生**。勤剪指甲，勤洗澡，勤理发。我们的头发和身上的污垢中都藏有很多细菌，如果不注意清洁，我们很容易受到细菌的侵袭。

五、痢疾能自愈吗

很遗憾，痢疾这种疾病不能自愈，需要通过积极的抗菌消炎治疗，才能够达到治愈的目的。所以，得了痢疾千万不要抱有侥幸心理，要及时就医。

痢疾杆菌对各种广谱的抗生素比较敏感。确诊痢疾后，要及时控制感染，积极补充液体，避免水分缺乏和电解质紊乱。如果有腹痛的症状，可以对腹部进行热敷来缓解疼痛。发热的患者应进行物理降温，必要的时候可以口服一些退热药物。待炎症控制以后，就可以达到治愈的目的。

痢疾发病期间需要注意休息，多饮水，饮食应以清淡易消化的食物为主，如米粥、软面条等。还可以吃一些莲子茶、山药赤豆粥等，以起到清热解毒、健脾利湿的作用。尽量少吃辛辣和刺激性食物，戒烟酒，保持生活规律，避免腹部受凉，注意个人卫生，尤其要注意饭前便后洗手等卫生习惯的养成。

【链接】

如何通过观察大便来检查你的健康状况

黑色或红色的大便：你的消化系统可能出了问题。黑色和红色的大便是诊断肠道出血的一个指标，不过也可能是痔疮导致的。小肠出血通常会产生黑便特别是黑色柏油样大便；痔疮出血通常会导致大便中出现鲜红的血液。当然，黑色或红色大便的成因也可能是饮食和药物，例如吃了大量巧克力或者大量富含红色素的食物。

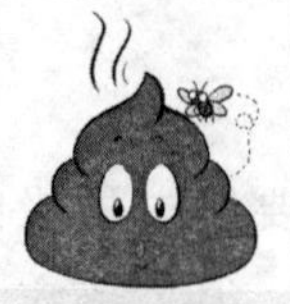

棕色

很好，正常粪便就是棕色的（胆汁作用）。

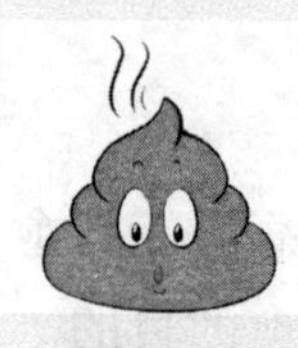

绿色

食物通过大肠的速度过快或摄入过多绿叶植物。

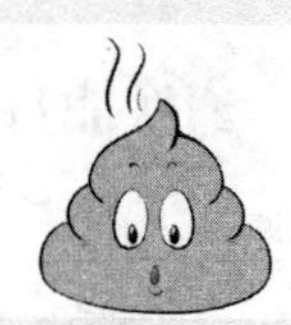

黄色

油腻、恶臭的黄便提示油脂过多，比如乳糜泻。

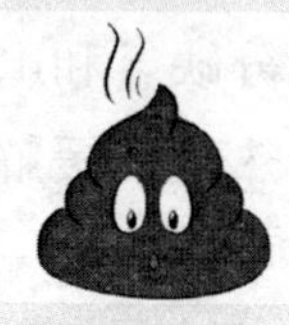

黑色

可能是上消化道出血（溃疡、肿瘤），一些含铁食物也会导致。如果反复出现，则需要去医院就诊。

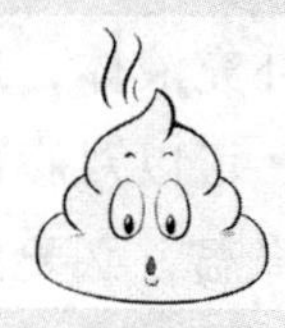

灰白色

如果不是某些药物造成的，那么提示胆道梗阻，需到医院就诊。

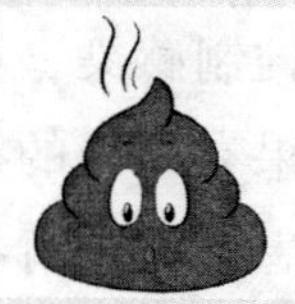

红色或带血

下消化道出血，可能提示肿瘤，一经发现应及时就诊。

通过观察大便颜色来检查你的健康状况

白色、灰色或浅色的大便：胆汁使大便变成棕褐色，所以白色、灰色或浅色的大便实际上可以归因于胆汁的缺乏，还可能意味着有东西堵塞胆管。

棕色的大便：这是最正常的颜色。粪便颜色从棕色到黄色到绿色，是正常和健康的颜色，而棕褐色是健康大便中最常见的颜色。

通常情况下，我们不用恐慌到单纯根据大便的颜色来判断自身是否感染了疾病，但是如果不正常的大便颜色伴随着其他身体反应，例如腹痛等，就应该去看看医生了。

第四节 认识感染性腹泻

你可能没听说过感染性腹泻，但你一定知道急性胃肠炎。感染性腹泻就是我们常说的急性胃肠炎，是指由各种原因引起的胃肠黏膜的急性炎症，其临床表现为腹痛、腹泻，并伴有发热、恶心、呕吐等症状。

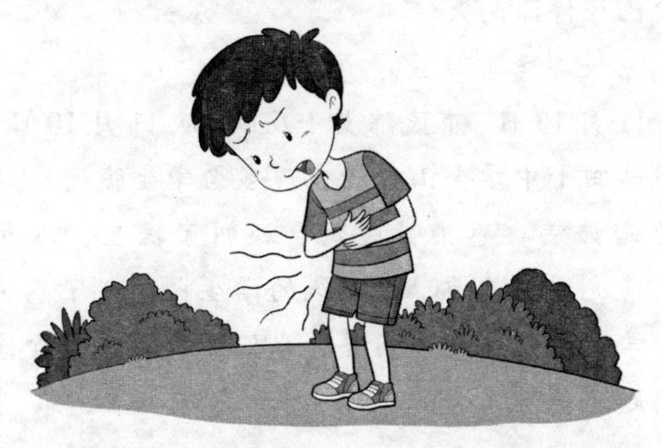

感染性腹泻发作

一、感染性腹泻是怎么来的

夏秋季是腹泻的高发时期，因为夏季和秋初天气比较炎热，比起冬天食物更不耐储存，腐败变质的概率更高，吃了变质或被污染的食物会增大患上感染性腹泻的概率。这个病说大不大,但在特别严重的情况下,有可能导致人体脏器衰竭。

除了上面提到的变质食物，还有包括细菌、病毒、寄生虫和真菌等在内的病原体也可能导致感染性腹泻。实际上，此病的染病途径大致是相同的，主要是“病从口入”，少数是由接触传播或呼吸道飞沫传播（诺如病毒等）所致。

【链接】

福州一中学30多名学生感染诺如病毒，学校停课

2020年11月13日上午，有学生家长反映，福州第四十中学金山分校有不少学生出现腹泻状况，学校已经停课两天。

家长爆料学校放假两天

11月13日，市民陈女士反映，从11月10日起，福州第四十中学金山分校出现多名学生腹泻。“学校说是诺如病毒感染性腹泻，还叫了医生，八年级学生情况比较严重，九年级的学生也出现了感染症状。学生都是在学校用餐，我们怀疑是学校食堂出了问题。”

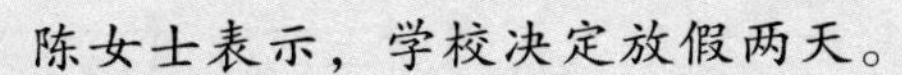
陈女士表示，学校决定放假两天。

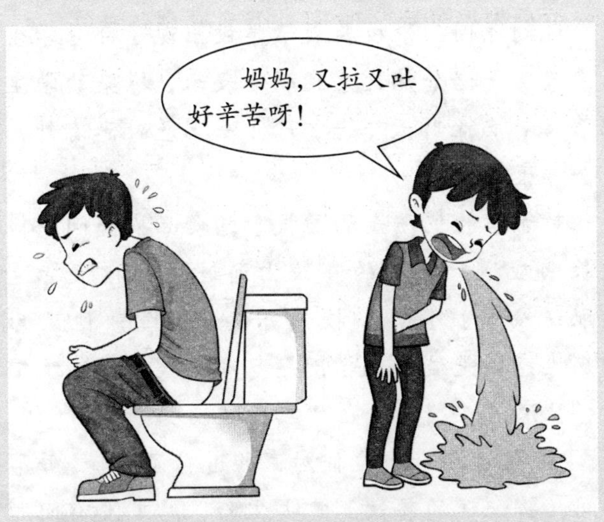

诺如病毒症状

保安说因为“吃的问题”

13日下午15点左右，记者来到位于仓山区凤冈路的福州第四十中学金山分校。此时的学校内一片寂静。进入学校的通道、田径场上空无一人，学校的教室内也没有学生上课。校门口有两名保安在传达室中值勤。

当记者询问学校是否上课时，一名保安确认，学校已经停课两天了。说到停课的原因，保安表示是因为“吃的问题”。

校长表示，30多名学生已经康复

在现场，记者无法进入校内，于是电话联系了该校张校长。

张校长表示，学校只是调整上课时间，不是停课。说到原因，张校长表示学校出现了部分学生腹泻，确认是诺如病毒感染。他表示，感染的学生有30多人，截至昨天下午，除了一名重症患者外，其余全部康复。

对于家长们质疑的学校食堂食品安全问题，张校长回应道，学校的餐饮由通过统一招投标选出的配送公司提供，学校内并没有食堂。他认为诺如病毒感染是流行病学问题，和餐饮无关，主要就是“秋泻”。

“我们已经让班主任对家长进行了解释，并第一时间（将配送的餐饮）拿去化验，结果没有问题。在学校解除风险后，预计周一复课。”

诺如病毒暂无特效药，饮食卫生是预防关键

福建省第三人民医院儿科主治医生陈婧婧表示，诺如病毒感染性腹泻全年均可发生，每年的10月到次年 3 月为高发季节。该病具有发病急、传播速度快、涉及范围广等特点，常导致学校等集体机构暴发疫情。

诺如病毒感染影响胃和肠道，发病以轻症为主。最常见的症状是腹泻、呕吐、反胃、恶心和腹痛，儿童和成年人均可感染，常表现为“上吐下泻”，儿童以呕吐为主，成人以腹泻为主。

诺如病毒感染属于自限性疾病，多数患者发病后无需治疗，休息2～3天即可康复，少数患者因出现严重并发症需要及时进行治疗。目前，暂无诺如病毒的特效药物，发生诺如病毒感染性腹泻，不需要服用抗生素，应及时补充呕吐和腹泻时消耗的水分，补充糖盐水或口服补液盐能帮助患者补充水分、平衡电解质。呕吐或腹泻症状严重者，应及时就医。

二、怎样判断是否得了感染性腹泻

如何从症状上判断是不是得了感染性腹泻呢？感染性腹泻患者一般有以下症状：

一是疼痛。患者会明显感觉上腹或者脐周疼痛，呈现阵发性加重或持续性钝痛或痉挛性疼痛，也会有少部分人出现剧烈疼痛感。

二是恶心呕吐。通常患有感染性腹泻的人会恶心呕吐，有少部分人甚至会呕出黄色胆汁和胃酸。

三是腹泻。感染性腹泻会伴有腹泻的症状，腹泻症状严重者会有水样排便。

四是脱水。有一些腹泻症状严重的患者在经过反复的呕吐和腹泻之后，会出现脱水的症状，这是由于水分摄入不足和失水过多导致的，更严重的会有血压下降、四肢发凉的症状。

五是呕血与便血。感染性腹泻的严重症状还包括呕血和便血，当然，这只是少部分人会出现的症状。

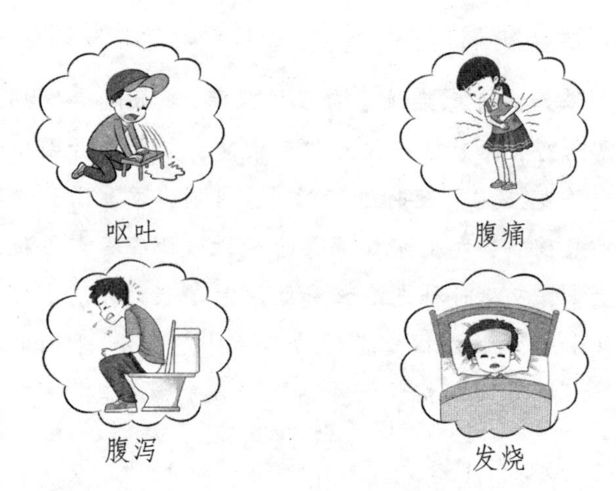

感染性腹泻的一般症状

三、得了感染性腹泻该怎么办

感染性腹泻治疗起来并不复杂。一要卧床休息，停用一切对胃有刺激作用的饮食和药物。可酌情短期禁食，之后进食易消化的清淡少渣的流质食物，利于胃的休息和损伤的愈合。二要多饮水。由于呕吐、腹泻导致失水过多，患者要在可能的情况下尽量多饮水，补充失去的水分。三要遵医嘱服用相关药物。如果患者呕吐、腹泻严重，脱水明显，应及时就医，以进行静脉输液治疗。

四、如何预防感染性腹泻

1. 养成“喝热水、吃熟食、勤洗手”的良好饮食和卫生习惯。

2. 尽量不要到卫生条件差的街头摊点就餐，在外少吃凉拌菜或肉类烧烤食物。

3. 注意家庭饮食卫生。熟食要加热 3 分钟以上才可食用，尽量不吃剩饭剩菜。冰箱不是“保险箱”，冰箱内储放的直接入口的食品，经卫生处理后才能进食。

4. 加工凉拌菜时，加工者要把双手清洗干净，一定要用专用的熟食案板和刀具，不要与生肉案板和刀具混用，生菜在加工前用开水过一下，盛放凉拌菜和沙拉的容器要专用。

5. 蔬菜、水果要先用清水浸泡，然后使用清洁水冲洗三遍以上，特别是一些带叶、带根的蔬菜，要特别注意叶部和根部的清洗，葡萄、草莓等水果浸泡时需要在清水中适当加一点盐，浸泡几分钟后再用清水冲净。

6. 旅游者要注意个人卫生，尽量避免在疫区进食生冷食品，尤其是生食蔬菜。避免接触牛、羊、鹿等动物。如发生腹泻应及时就医。

7. 开展“三管一灭”（管水、管粪、管饮食，灭苍蝇）行动，保持良好的环境卫生和饮食卫生。

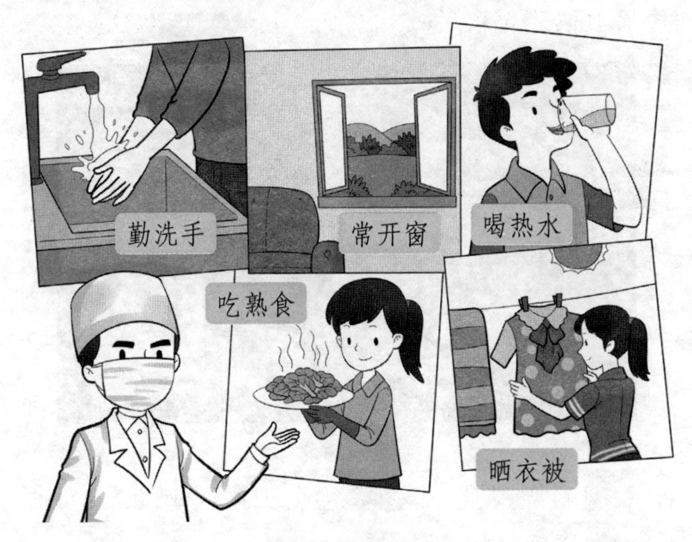

预防感染性腹泻

【链接】

诺如病毒与感染性腹泻

诺如病毒几乎每年秋冬季都会来袭，很多人会“中招”，尤其是儿童。诺如病毒与感染性腹泻有什么关系呢？诺如病毒是最常见的食源性和水源性急性感染性腹泻的病原，所以，诺如病毒感染多在集体机构以暴发形式出现，如医院、学校、幼儿园等场所，这与这些场所统一的饮水和饮食有关。

诺如病毒的抵抗力和传染性均较强，病毒的传播易实现，主要通过受污染的食物、水传播，也可经感染者的排泄物和呕吐物，受污染的手、物体和用具以及感染者呕吐产生的气溶胶等方式传播。

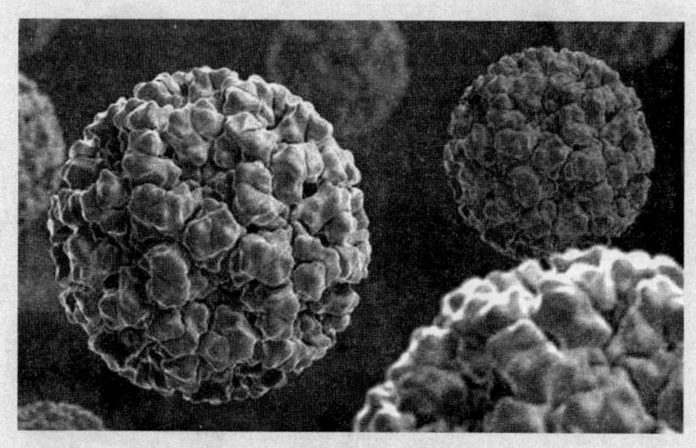

诺如病毒

全国“突发公共卫生事件信息报告系统”上报的感染性腹泻暴发疫情数据显示，自2006年起开始有诺如病毒感染性腹泻暴发疫情的报告，2006年至2013年共报告诺如病毒感染性腹泻暴发疫情56起，病例4979例，平均每起约89例，并且暴发起数和病例数均呈逐年增加趋势。从数据上看，诺如病毒感染性腹泻每次“动静”都不算太大，但却会在每个秋冬季节悄然而至，对此绝不能大意。

特别提醒：托幼机构、学校等集体单位是诺如病毒疫情高发场所。因此，教师应教导幼儿和学生讲究个人卫生，饭前便后勤洗手，不吃生冷食物；教室、活动室应多通风；教师应做好晨午检、因病缺勤等登记工作。一旦发现幼儿和学生集中出现恶心、呕吐、腹泻等症状，托幼机构和学校应及时向辖区疾控中心报告，在相关专业人员指导下进行疫情调查和处置，患病幼儿和学生应及时回家隔离治疗。

第五节　认识甲肝

我们知道，肝脏是人体中最强大的脏器之一，其功能多、作用大，任劳任怨、默默无闻地为我们的健康保驾护航。然而，我们多年来难以改善的不良饮食习惯和药物滥用等问题，正在一点点蚕食着肝脏的排毒能力!

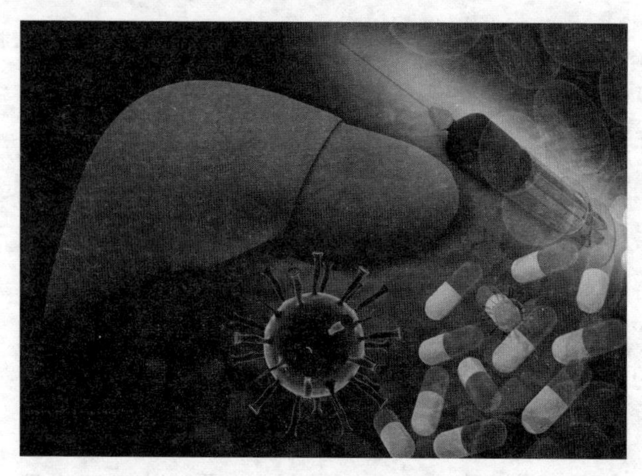

甲肝病毒

1988年，以食用毛蚶为起因的甲型肝炎在上海市暴发流行，短短3个月内全市超过34万人发病，死亡47人。那一年在上海市民的心头留下了难以磨灭的印记。这场突如其来的传染病暴发流行，打乱了上海这座大都市的正常生活。空前拥挤的医院门诊大楼和摆满病床的工厂仓库都在宣示着疫情蔓延的威力……

目前，全球每年约有1.1亿人感染甲型肝炎病毒（HAV），其中880万人急性发病。甲肝的传染性及其危害，仍需我们警惕。

一、甲肝的前身

迄今为止，甲肝已被发现整整40年，但HAV引发的甲肝实际上是一种非常“古老”的疾病。由于它最初的表现多有黄疸，加上对它的流行性缺乏了解，人类只认为它是一种胆管的“卡他性炎症”。

由于甲肝伴有黄疸，在古希腊、古罗马和古代中国，人们都已认识到“卡他性黄疸”的存在。公元前5世纪，古希腊著名医生希波克拉底注意到了它的流行性，描述其为“流行性黄疸”。17世纪和18世纪对“黄疸型肝炎”暴发的记载可能是关于甲肝的最早资料。后来，战争使这种黄疸病的流行加剧。19世纪，南北战争时期的美国第一次记载了军队中的黄疸病流行，开始称之为“军营黄疸”。

到了1939年，针穿肝脏活检技术问世。人们经过肝脏病理学的研究，证明了这种疾病是肝细胞的炎症和坏死造成的，从此“卡他性黄疸”这一陈旧概念才被彻底废弃。

二、甲肝的传播方式

甲肝一年四季均可发病，但常有明显的季节性，夏、秋和早春季节发病率高。传染源是急性期病人和亚临床感染者，多为生活接触传播。

甲肝病毒通常随甲肝患者的粪便排出体外，故粪-口途径是甲肝的主要传播途径，即健康人可通过消化道感染甲肝病毒而患病。当人们饮用了或食用了被甲肝病毒污染的水或食物时就可能会被感染。

甲肝病毒在水生贝类里能存活三个月左右，这在非流行季节对此病的扩散具有重要意义。饮食不洁、爱喝生水、生吃贝类，都是引起甲肝非季节性广泛流行的重要原因。

三、随时关注你的肝

肝脏有疾病的人，不一定都会出现明显的临床症状，而一旦出现症状，出现肝功能异常，往往已经是病情比较严重的时候了。

及时治疗对肝病病人来说是非常重要的。那么，怎样才能在早期发现自己得了肝病呢？如果你发现自己最近有类似感冒的症状，同时出现了明显的消化道症状，如厌食、看到油腻的食物或闻到油烟味就觉得恶心想吐、腹泻等，除此之外还感到特别无力、疲劳，或者出现眼黄、尿黄（呈浓茶色），特别是最近和你密切接触的人当中有肝病病人或者你吃过半生不熟的不洁食物，你都有可能患上了肝病，应尽快去医院检查。

不要轻易认为疲乏、发热等都是由感冒引起的，食欲不振、上腹不适等都是由胃病引起的。有的人虽然没有明显的自觉不适，但如果与肝病病人有过密切接触，最好也去做个肝功能检查，以防漏诊。

四、看黄疸知肝病轻重

当肝细胞发炎时，胆红素不能通过正常渠道排入肠道而大量回流入血液，只要血液中的胆红素增高到一定程度，眼睛的巩膜就会被染成黄色。胆红素越高者皮肤黄染越重。黄疸型肝病患者起病急，症状明显，绝大部分患者必须停止日常工作。

一般来说，急性黄疸型肝病病程较短，恢复较快，但初期黄疸较重。如果胆红素上升很快，加上临床出现明显的消化道症状，病人感到极度乏力，高度腹胀，就要特别注意，需要及时采取各种措施，防止演变成重型肝病。

五、甲肝可以治愈

一般认为急性甲型肝炎为自限性肝脏炎症，病后给予充分休息，绝大多数病人可自行痊愈，极少有复发情况或发展为慢性肝炎。

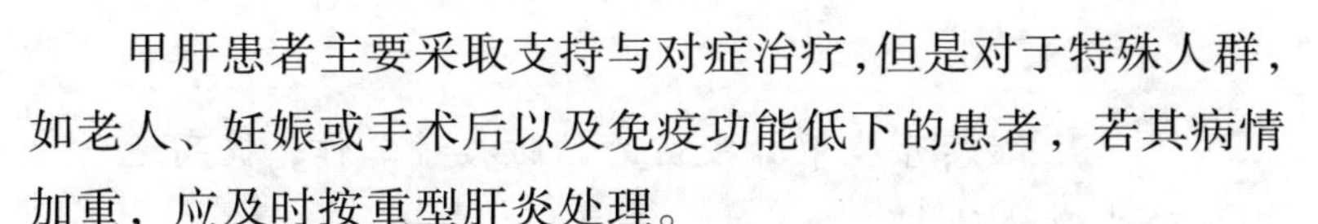

甲肝患者主要采取支持与对症治疗，但是对于特殊人群，如老人、妊娠或手术后以及免疫功能低下的患者，若其病情加重，应及时按重型肝炎处理。

六、控制传播途径——共同防治甲肝

预防甲肝，应采取以切断传播途径为主的综合性预防措施。如改善卫生条件，保证食物及水源不受粪便污染；加强卫生宣教，注意个人卫生；不喝生水，不进食未煮熟的海产品，防止病从口入。

疫苗接种是保护易感人群最有效的方法。曾密切接触甲型肝炎患者的高危人群，应在暴露后 2 周内用人血丙种球蛋白进行预防注射。该注射可在短期内保护接种者不被 HAV 感染，保护率可达 80% ~ 90%。

在普通环境中，甲肝病毒可存活一个月，餐具很容易成为日常生活中的主要传播媒介。因此，甲肝患者的餐具要严格消毒。

【链接】

防治甲肝的国家策略

为有效控制甲肝，我国的甲肝防治策略主要有以下几点。

1. 实施高质量流行病学和实验室检测，提高实验室诊断率，精确地描述我国甲肝流行水平和流行的模式，尽早发现甲肝疑似病例，早隔离，早治疗。

2. 继续开展甲肝疫苗的预防接种工作，提高适龄儿童接种率。

3. 积极开展健康教育和健康促进，增强公民防病意识。

4. 加强饮食卫生、水源卫生的检测与监管，确保群众饮食和水源符合卫生标准。

5. 加强公共卫生从业人员培训，提高其应急能力，积极应对甲肝突发公共卫生事件。

第五章　自然疫源性传染病

很多人对自然疫源性传染病这个名词感到陌生，我们来简单了解一下。自然疫源性指的是病原体不需要人类传染仍能在自然环境中生存、传染和繁殖的特性。自然疫源性传染病就是野生动物携带而又能传染给人类的疾病。常见的自然疫源性传染病有狂犬病、鼠疫、疯牛病等。

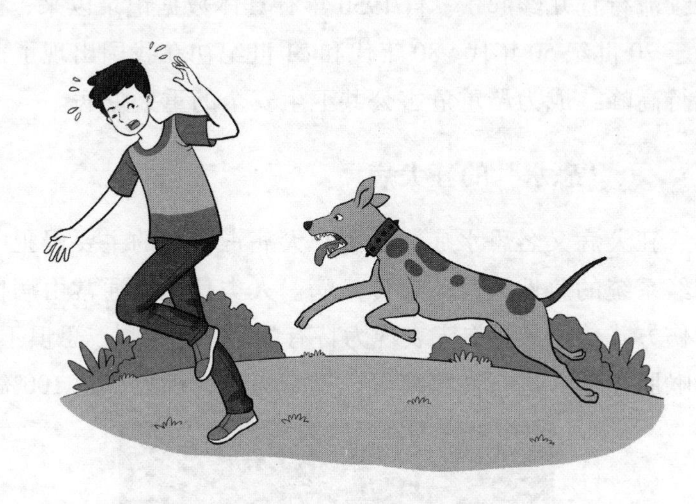

谨防狂犬病

第一节　对狂犬病说“不”

早在公元前2300年以前，即距今4000多年前，美索不达米亚（两河流域，今伊拉克一带）的法典中即有对患狂犬病犬只的管理条例。中国也是较早记录狂犬病的国家之一，早在两千多年前的史籍《左传》中即有驱逐疯犬的记载。这一“古老”的烈性传染病，至今依然在全世界范围内广泛流行，除长年冰封的南极洲以外，其他各洲都存在狂犬病。目前人类狂犬病病例主要集中在亚洲和非洲，每年死亡约59000人。

我国是受狂犬病危害最为严重的国家之一，狂犬病疫情持续流行且几经起伏。自1950年有具体数据记录以来，狂犬病于20世纪50年代、80年代和21世纪初在我国出现了三次流行高峰，成为严重危害公共卫生安全的重大疫病。

一、“恐水”的狂犬病

狂犬病又名恐水症，是由狂犬病毒引起的主要侵犯中枢神经系统的急性人兽共患传染病。人类狂犬病通常由病兽以咬伤方式传给人，临床表现为特有的恐水、怕风、恐惧不安、咽喉肌痉挛、进行性瘫痪等。迄今为止，病死率达100%。

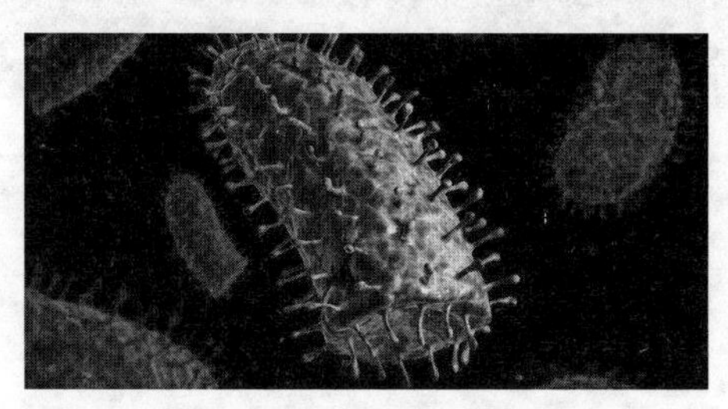

狂犬病毒

二、狂犬病是如何传播的

携带狂犬病毒的动物是此病的传染源。我国狂犬病的主要传染源是病犬，其次为猫、猪、牛、马等家畜。基本控制了犬狂犬病的地区，蝙蝠、浣熊、狼、狐狸等野生动物是主要传染源。

一般来说，狂犬病人不是传染源，不造成人与人之间的传染，因其唾液中所含病毒量较少。一些貌似健康的犬或其他动物的唾液中也可带病毒，也能传播狂犬病。

病毒主要通过咬伤传播，也可随带病毒犬的唾液经各种伤口以及抓伤、舔伤的黏膜和皮肤入侵，少数可在病犬宰杀、剥皮、切割等过程中感染操作人员。除此之外，蝙蝠群居洞穴中的含病毒溶胶也可侵入人类呼吸道，造成人类感染。

三、狂犬病发病时有哪些症状

狂犬病的潜伏期长短不一，多数在 3 个月以内。潜伏期的长短与感染者年龄（儿童较短）、伤口部位（头面部被咬伤者发病较早）、伤口深浅（伤口深者潜伏期短）以及入侵病毒的数量和毒力等因素有关，其他因素如清创不彻底，感染者受寒、过度劳累等，均可能使狂犬病提前发作。狂犬病的典型临床表现过程一般有三个阶段。

第一个阶段是侵袭期。

在兴奋状态出现之前，大多数患者有低热、食欲不振、恶心、头痛、倦怠、周身不适等症状，酷似感冒，继而出现恐惧不安，对声、光、风、痛等较敏感，并有喉咙紧缩感。较有诊断意义的早期症状是伤口及其周围感觉异常，有麻、痒、痛和蚁走感等，此乃病毒繁殖时刺激神经元所致。本期持续 2 ~ 4 日。

第二个阶段是兴奋期。

患者逐渐进入高度兴奋状态，突出表现为极度恐怖不安、恐水怕风、发作性咽喉肌痉挛、呼吸困难、排尿排便困难以及高热、多汗、流涎等。本期持续 1 ~ 3 日。

恐水是狂犬病的特殊症状，典型者见水、饮水、听流水声甚至仅听见他人提及饮水，均可出现严重咽喉肌痉挛。怕风也是狂犬病的常见症状之一，微风或其他刺激如光、声、触动等，均可引起患者咽喉肌痉挛，严重时还可引起患者全身疼痛性抽搐。

第三个阶段是麻痹期。

痉挛停止，患者逐渐安静，但出现迟缓性瘫痪，尤以肢体软瘫为多见。眼肌、颜面肌肉和咀嚼肌也可受累，表现为斜视，眼球运动失调；下颌下坠，口不能闭；面部缺少表情等。本期持续 6 ~ 18 小时。

狂犬病的整个病程一般不超过 6 日，偶见超过 10 日者。此外，亦有以瘫痪为主要表现的“麻痹型”或“静型”，也称哑狂犬病。该型患者无兴奋期及恐水现象，先有高热、头痛、呕吐、咬伤处疼痛等症状，继而出现肢体软弱、腹胀、共济失调、肌肉瘫痪、大小便失禁等。病程长达 10 日，最终因呼吸肌麻痹与延髓性麻痹而死亡。由吸血蝙蝠咬伤所致的狂犬病大多如此。

四、如何预防狂犬病

控制源头，以犬的管理为主。管理和免疫犬只，并实行进出口动物检疫等措施，病死动物应予焚毁或深埋处理。最重要的是，为控制狂犬病传播，养狗者要为狗接种兽用疫苗，

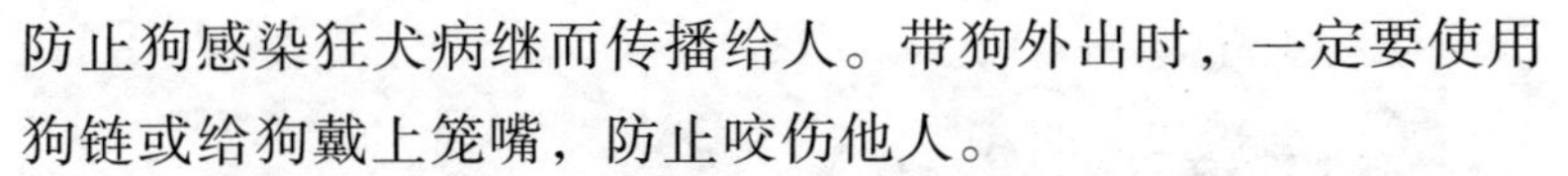

防止狗感染狂犬病继而传播给人。带狗外出时，一定要使用狗链或给狗戴上笼嘴，防止咬伤他人。

做好伤口处理十分重要。人一旦被犬或猫抓伤、咬伤（或破损伤口被舔），要立刻用肥皂水和流动清水及时彻底地冲洗伤口，然后用酒精消毒。迅速对伤口进行局部处理是最有价值的措施。

狂犬病毒在伤口处停留的时间大约为12小时，随后侵入机体组织。一旦被狂犬咬伤应在12小时内（越早越好）立即用20%肥皂水或0.1%苯扎溴铵（新洁尔灭）彻底冲洗伤口至少半小时，力求去除狗涎，挤出污血。彻底冲洗后用2%碘酒或75%酒精涂擦伤口，伤口一般不予缝合或包扎，以便排血引流。同时，应尽快到医院或疾病预防控制中心就医，对伤口做进一步处理，并且接种狂犬病疫苗。狂犬病疫苗的接种一定要按照程序按时全程足量注射；如果伤口出血，还要注射抗狂犬病血清或免疫球蛋白。

疫苗接种也是有效的预防措施。疫苗接种可用于暴露后预防，也可用于暴露前预防。我国为狂犬病流行地区，凡被犬或其他可疑动物咬伤、抓伤者，或医务人员的皮肤破损处被狂犬病患者的唾液污染时均需作暴露后预防接种，而暴露前预防主要用于高危人群，即兽医、山洞探险者、从事狂犬病病毒研究的人员和动物管理人员等。

近10年来，通过加强狂犬病的防控，我国狂犬病发病率已有所下降，目前每年发病人数已经控制在1000人以下，但狂犬病报告死亡数一直位居我国法定传染病前列，给人民群众生命健康带来严重威胁。希望我们大家共同努力，加强狂犬病的防控，让我们的健康不再受到狂犬病的侵害。

【链接】

关于狂犬病的几个常见问题

1. 狂犬病是不是只有狗才能传播呢?

不是的。狂犬病的易感动物主要包括犬科、猫科和翼手目动物如蝙蝠。在全球范围内，99%以上的人类狂犬病是由狗传播的，狗也是我国狂犬病的主要传染源，占95%以上；其次为猫。

2. 感染狂犬病毒的动物在发病时会有什么表现?

感染狂犬病毒的动物，早期主要以性情的改变为主，比如害怕、离群独处，对主人变得没有感情，有的出现怪食癖（如吃土、咬草、咬木头等），这些异常表现很难被发现。多数人被咬伤是在患病动物进入兴奋期之后，此时患病动物表现为坐立不安，跑来跑去，咬叫无常，耷拉着尾巴或尾巴夹在两腿之间，张嘴流口水，走起路来摇摇晃晃，全身毛竖起。这个时候，它们已经不能辨别主人和陌生人了，就出现了攻击人的疯狂行为。

3. 如果不小心被犬舔了一下，需要打狂犬病疫苗吗?

那要看被舔的部位的皮肤是完整的还是有破损的，这两种情况的处理方式是不同的。按照接触方式和暴露程度，狂犬病暴露被分为三级。I级暴露是指接触或者喂养动物，或者完好的皮肤被舔。Ⅱ级暴露是指裸露的皮肤被轻咬，或者无出血的轻微抓伤、

擦伤。Ⅲ级暴露是指单处或者多处皮肤被贯穿性咬伤或者抓伤，或者破损皮肤被舔，或者开放性伤口、黏膜被污染。

判定为Ⅰ级暴露者，无需进行处置。判定为Ⅱ级暴露者，应当立即处理伤口并接种狂犬病疫苗。确认为Ⅱ级暴露者且免疫功能低下的，或者Ⅱ级暴露位于头面部且致伤动物不能确定健康时，按照Ⅲ级暴露处置。判定为Ⅲ级暴露者，应当立即处理伤口并注射狂犬病被动免疫制剂，随后接种狂犬病疫苗。所以刚才说的如果被舔的是完好的皮肤，不需进行特殊处理，如果被舔的是破损的皮肤，那需要立即处理伤口并注射狂犬病被动免疫制剂，随后接种狂犬病疫苗。

4. 一旦被猫或狗抓伤或咬伤，我们第一时间应该怎么做呢?

狂犬病的预防处置除了接种疫苗，还包括伤口的处理和必要时狂犬病被动免疫制剂的使用。在伤口较轻、不会立即导致死亡的情况下，建议第一时间用肥皂水和一定压力的流动清水，比如说自来水管，交替清洗每处伤口至少15分钟，然后再及时到犬伤门诊进行后续处置。

5. 狂犬病被动免疫制剂是什么? 在什么情况下需要使用呢?

狂犬病被动免疫制剂是指狂犬病人免疫球蛋白或抗狂犬病血清。在被猫或狗咬伤或抓伤且有明显破皮出血或被蝙蝠咬伤的情况下，除了打狂犬病疫苗以外，还需要注射被动免疫制剂。另外，免疫功能严重低下的伤者，或者伤口位于头面部且致伤动物不能确定健康的情况下，也要注射被动免疫制剂。如果没有及时注射，很有可能导致预防失败。

6. 如果皮肤被动物抓了一道红痕，或者被咬后只有牙印，没有破皮，这种情况应该怎么处理呢？

如果皮肤没有被抓破、咬破，狂犬病毒很难通过完好无损的皮肤侵入肌体，但如果在皮肤上留有抓痕或者牙印，就不能麻痹大意。有时虽然看不到皮肤损伤，但抓痕、牙印实际上就意味着肉眼难以觉察的皮肤损伤。在这种情况下，狂犬病毒就有可能顺着抓痕、牙印侵入人体。因此，这种情况下需要立即进行伤口处理并注射狂犬病疫苗。

7. 打狂犬病疫苗的时候，有没有什么要求？打了狂犬病疫苗之后，要注意什么？

狂犬病疫苗的使用没有任何禁忌。需要提醒的是，狂犬病疫苗目前有“5针法”，要通过1个月左右接种完，一定要严格按照时间规定接种，不可中断！在接种期间，如果某一针延迟一天或者几天接种，后面的几次接种时间应按最开始的接种程序设定的时间间隔相应顺延，不需要从头开始接种。我们应该尽量使用同一品牌狂犬病疫苗完成全程接种。如果不能实现，可以使用不同品牌的合格狂犬病疫苗继续按原程序完成全程接种，原则上不建议就诊者自行保管狂犬病疫苗或携带疫苗到异地注射。在

接种狂犬病疫苗期间，饮食要清淡些，避免剧烈运动、过度劳累。

8. 接种狂犬病疫苗会不会感染狂犬病？有哪些不良反应呢？

接种狂犬病疫苗不会感染狂犬病，不同种类的狂犬病疫苗的安全性和耐受性整体较好，不良反应比较少。

9. 以前接种过狂犬病疫苗，再次被咬后还需要接种疫苗吗？

对于曾经全程接种过狂犬病疫苗者，从上次接种的最后一针算起，3 个月内再次被咬者，不需要接种疫苗；超过 3 个月的，需要在被咬伤的当天和第 3 天（各）接种 1 剂疫苗。

第二节　鼠疫——“古老”的烈性传染病

它是危害人类最严重的传染病之一，在全球流行了近两千年，现在属于国际检疫传染病，历史上被称为“黑死病”。它在公元 6 世纪、14 世纪和 19 世纪末有过 3 次世界性大流行。自 20 世纪以来，世界上仍然有 60 多个国家和地区曾发生过该传染病的流行。它就是我国法定甲类传染病之一——鼠疫。

我国从 20 世纪 50 年代开始也开展过大规模鼠疫自然疫

源地的根除和防治工作，使疫情得以控制，但是由于它的自然疫源性，近年来在一些静息了多年的疫源地又相继发现新的鼠疫动物病活动，并呈逐年上升的趋势，应予以足够重视。

一、什么是鼠疫

鼠疫是由鼠疫耶尔森菌感染引起的烈性传染病，主要流行于鼠类和其他啮齿类动物群体中，属于自然疫源性疾病。人与人之间主要通过带菌的鼠蚤这一媒介，经人的皮肤传入引发腺鼠疫，经呼吸道传入引发肺鼠疫，均可发展为败血症，传染性强，病死率高。

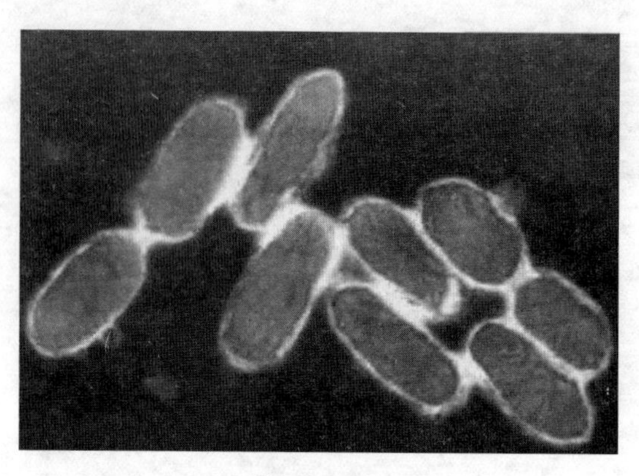

鼠疫耶尔森菌

二、鼠疫如何传播

鼠疫的传染源主要是鼠类和其他啮齿类动物，其他如猫、羊、兔、骆驼、狼、狐等也可能成为传染源。肺鼠疫病人是人与人之间鼠疫传播的重要传染源，带菌者（包括健康带菌者和恢复期带菌者）也可能成为传染源。

鼠疫的传播主要以鼠蚤为媒介，构成“啮齿动物—蚤—

人”的传播途径。当蚤吸入含有病菌的鼠血后，其中的鼠疫耶尔森菌在其前胃内大量繁殖，形成菌栓堵塞消化道，当其再叮咬人时，吸入的血受阻反流，病菌亦随之侵入人体造成感染。

鼠疫也可通过直接接触传播，人类可因捕猎、宰杀或食用染疫动物而造成直接接触感染。

此外，肺鼠疫病人痰中的鼠疫耶尔森菌可借飞沫传播，造成人类群体中的大流行。一般情况下，腺鼠疫会对周围人构成威胁。

三、鼠疫有哪些临床表现

潜伏期上，腺鼠疫多为 2 ～ 5 天，原发性肺鼠疫为数小时至 3 天；曾经接受预防接种者，可长达 9 ～ 12 天。

临床表现上，鼠疫的症状有腺型、肺型、败血型和轻型等，除轻型外，其他各型初期症状大致相同：起病急骤，畏寒发热，体温迅速升至 39 ～ 40℃，伴有恶心、呕吐、头痛及四肢痛，颜面潮红、结膜充血、皮肤黏膜出血等，继而可出现意识模糊、言语不清、步态蹒跚、腔道出血和器官衰竭以及血压下降等。

四、如何预防鼠疫

第一，严格管理传染源。

发现疑似或确诊病人应立即拨打紧急电话或通过网络报告疫情，城市不得超过 2 小时，农村不得超过 6 小时。同时将病人严密隔离，禁止探视和病人间相互往来。病人排泄物应彻底消毒，病人死亡后应火葬或深埋。对肺鼠疫病人要进行严格的隔离，肺鼠疫病人应独居一室，不能与其他病人同住。腺鼠疫病人隔离至其淋巴结肿完全消散后再观察 7 天，肺鼠疫病人要隔离至痰培养6次阴性。鼠疫病人接触者应检疫9天，对曾接受预防接种者，检疫期应延至12天。

消灭动物传染。对自然疫源地鼠间鼠疫传播进行疫情监测，控制鼠间鼠疫传播。广泛开展爱国卫生运动，通过环境整治及物理、化学等方法灭鼠，降低鼠密度。

第二，切断传播途径。

消灭跳蚤。病人的身上和衣物都要喷洒安全有效的杀虫剂杀灭跳蚤，灭蚤必须彻底，对猫、狗等家畜也要喷药。

加强交通和国境检疫。对来自疫源地的外国船只、车辆、飞机等均应进行严格的国境卫生检疫，实施灭鼠、灭蚤消毒，对乘客进行隔离留检。

第三，保护易感者。

加强个人防护。参与治疗鼠疫病人或进入疫区的医务人员必须穿防护服和高筒靴，戴口罩、面罩，戴防护眼镜、橡皮手套等。

预防性服药可口服磺胺嘧啶，每次1.0克，每日2次，亦可口服四环素，每次0.5克，每日4次，均连用6天。

预防接种。预防接种的主要对象是疫区及其周围的人群、参加防疫的工作人员和进入疫区的医务工作者。非疫区人员应在鼠疫菌苗接种10天后方可进入疫区。

有疫情时，不要到疫区旅游，尽量减少在疫区活动，避免接触啮齿类动物。去过疫区的人，如果在14天内突然出现发热、寒战、咯血、淋巴结肿痛等症状应及时就医，并如实告知疫区旅行史。

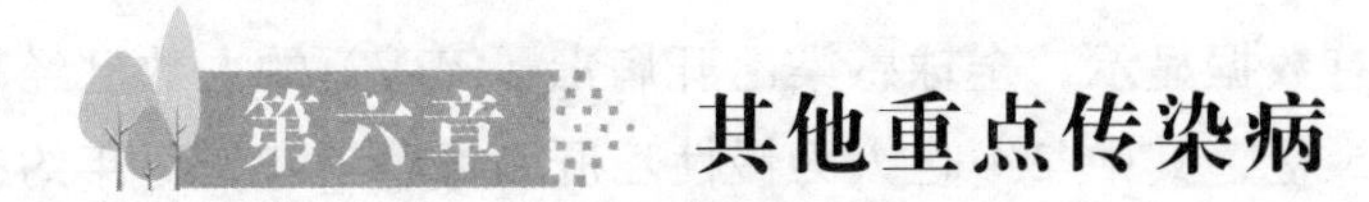

第六章 其他重点传染病

第一节 认识乙肝

据媒体报道，27 岁的王先生因肝部不适去医院检查，体检结果令他大吃一惊：肝脏肿瘤几乎占据了他的整个肝部，甚至开始压迫其他器官，他的生命危在旦夕。原来，王先生曾经感染乙肝“小三阳”，但由于工作繁忙，一直不怎么关注检查结果，除了在药店买点药吃外，几乎没有进行过任何正规的治疗，结果给自己的身体健康带来了严重危害，酿成了如今的苦果。

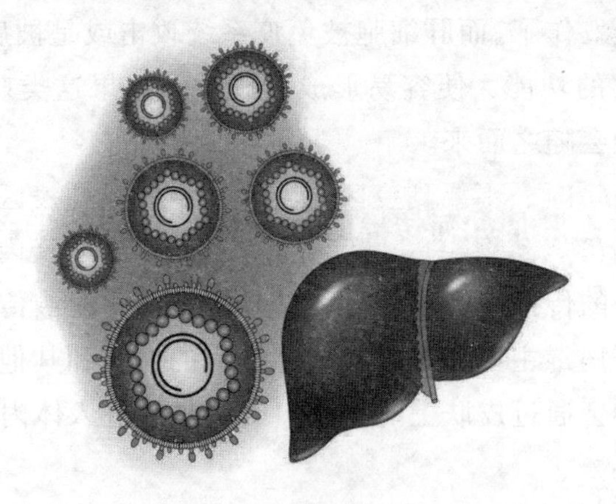

乙肝病毒

乙肝是一种让人闻之色变的疾病。在五类病毒性肝炎中，乙肝的感染率高、病程复杂、预后较差、难以治愈，对人体危害最为严重。

有数据显示，全球感染乙肝病毒（HBV）的人数已经超过 3.5 亿，其中 2.4 亿人为慢性乙肝病毒感染者，每年约有 100 万人死于乙肝病毒感染所致的肝衰竭、肝硬化和原发性肝细胞癌。

我国是乙肝病毒感染率较高的国家。据估算，现在我国的乙肝病毒携带者大概有 9000 万人，其中有 2800 万人是慢性乙肝病人，而这些乙肝病人大部分都是在儿童早期感染的，对个人健康和家庭造成了很大的影响。

乙肝不是一种会迅猛发作的疾病，从携带乙肝病毒发展到肝炎至少要经过一二十年，很多时候，如果不做血检，感染者并不会意识到自己已经感染了乙肝病毒。单纯的乙肝病毒对肝脏一般不会造成特别严重的影响，然而，乙肝病毒进入肝脏细胞后，在某一个时刻，人体自身的免疫系统会被激活，疯狂攻击那些被病毒感染但尚算完好的肝细胞，这便是急性乙肝发作了。而肝细胞被免疫系统攻击或是被病毒蚕食，丧失正常的功能，便容易形成肝硬化，如果这类刺激持续，肝癌可能会随之而来。

一、乙肝是如何传播的

乙肝的传播途径有三个，即母婴传播、血液传播和性传播。乙肝病毒主要通过接触被感染人的血液和其他体液而传染，病毒会通过皮肤上的小伤口或者黏膜进入体内。

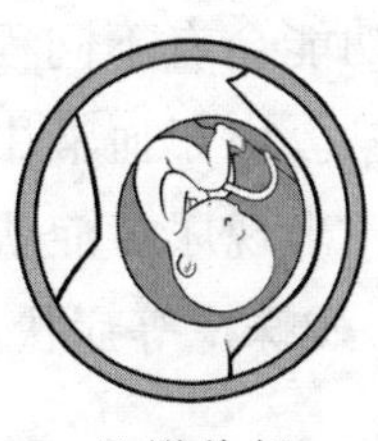
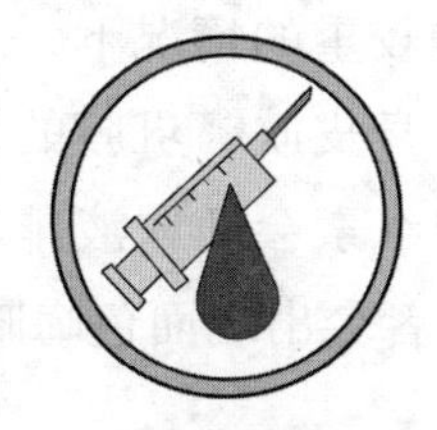
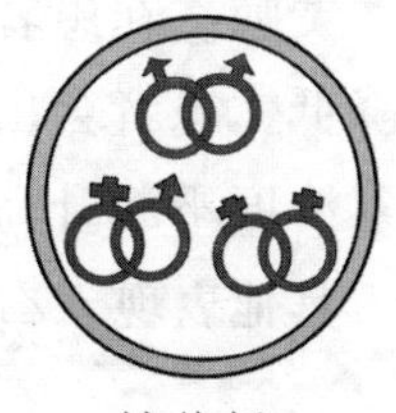
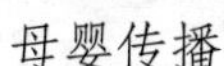

母婴传播　　血液传播　　性传播

乙肝的三种主要传播途径

近年来，经破损的皮肤或黏膜感染乙肝病毒的情形主要包括使用未经严格消毒的医疗器械、侵入性诊疗操作、不安全注射特别是毒品注射等；其他如修足、文身、穿耳洞、医务人员工作中的意外暴露、共用剃须刀和牙刷等也可能造成感染。

需要注意的是，乙肝病毒不经呼吸道和消化道传播，因此，日常学习、工作或生活接触，如同一办公室工作（包括共用计算机等办公用品）、握手、拥抱、同住一宿舍、同一餐厅用餐和共用厕所等无血液暴露的接触不会造成乙肝病毒的传播。

另外，蚊子也不会传播乙肝病毒，因为蚊子叮人吐出的是自己的唾液，而不是血液。

二、乙肝有哪些症状

部分乙肝病毒感染者会出现发热、精神萎靡、腹痛、消化不良和腹胀、腹泻等症状，也有一部分人无任何症状，这些人被称为无症状携带者。

消化道症状。主要表现为恶心、食欲下降、腹胀等。

肝区疼痛。乙肝患者很少有较为剧烈的疼痛症状，疼痛部位在右上腹部，表现为压痛或叩击痛等症状，若出现剧烈疼痛，患者需要怀疑肝癌或者胆道疾病等。

黄疸。在患者病情较重的情况下，肝功能会有不同程度的降低，患者会出现全身皮肤、巩膜的黄染。由于血液中胆红素浓度不断升高，胆红素会随尿液排出，出现尿黄症状。

其他表现。乙肝患者会出现面色晦暗、蜘蛛痣等症状。

三、如何预防乙肝

接种乙肝疫苗是预防乙肝的最有效措施。

日常生活中，注重健康行为是第一位的。正确使用安全套，避免不洁性行为；不与他人共用剃须刀、牙刷等个人用品；拒绝毒品，不共用注射器；谨慎选择文身、文眉、穿耳洞、针灸、脱痣等需接触血液的手术，手术时尤其不应使用消毒不合格的器具，尽量使用即弃器具。

如果因工作需要与乙肝患者接触，应当采取一些安全措施保护自己。大量接触患者的血液和体液时，应戴上手套、面罩，穿上防护服，也可用稀释的家用漂白水对受患者血液污染的物品进行消毒。

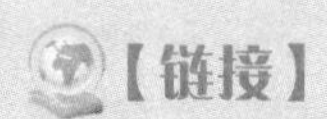
【链接】

乙肝疫苗知识

为了防止出生时的感染，新生儿在出生24小时内必须接种乙肝疫苗，这样可有效阻断母婴垂直传播。青少年也应该接种乙肝疫苗。如果家庭成员中有人患有乙肝，其他家庭成员应接种乙肝疫苗。医务人员、接受静脉注射的人士、滥用毒品的人士等尤其应该接种乙肝疫苗。

1992 年，我国卫生部将乙肝疫苗纳入新生儿计划免疫管理。2002 年起，乙肝疫苗正式被纳入计划免疫。2005 年 6 月 1 日起，新生儿接种乙肝疫苗改为全部免费。2009 年起，各级疾控部门开始对 15 岁以下未接种过乙肝疫苗的人群，免费补种乙肝疫苗。

乙肝疫苗注射的程序包括三剂次，分别在 0、1 个月和 6 个月。按以上程序全程接种乙肝疫苗后，80%～95%的人群都可以产生免疫能力，保护效果可持续 20 年以上。

第二节 不可治愈的艾滋病

在一部国产电影《最爱》里，一场“热病”（艾滋病）彻底改变了小山村的宁静，人们谈起“热病”便色变，避之唯恐不及。那些得了“热病”的村民更是被锁在一起，默默地等待着生命的终结。

电影的剧情在某种程度上也反映了当下社会的“恐艾”心理。正是因为目前公众对于艾滋病知识的了解度不够，加上全社会对艾滋病患者包容度不足，才会出现如今人们谈“艾”色变的局面。

一、认识艾滋病

艾滋病的全称是“获得性免疫缺陷综合征”（AIDS）。它是由艾滋病病毒即人类免疫缺陷病毒（HIV）引发的一种病死率极高的恶性传染病。HIV 病毒侵入人体，能破坏人体的免疫系统，令感染者逐渐丧失对各种疾病的抵抗能力，最后死亡。目前还没有疫苗可以预防艾滋病，也没有治愈这种疾病的有效药物或方法。艾滋病于 1982 年定名，是当前最棘手的医学难题之一。

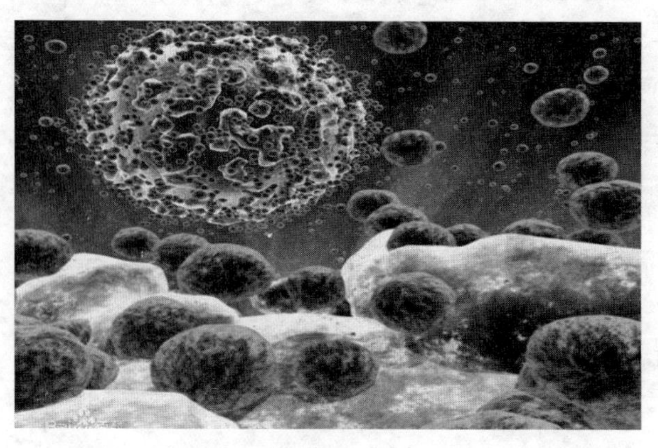

艾滋病病毒

二、在中国发现的首例艾滋病患者

1981 年，美国率先发现了艾滋病。4 年后，艾滋病传播到中国。

1985 年，一位美籍阿根廷青年以旅游者的身份进入中国，不久便因发热、肺部感染住进北京协和医院的加强医疗病房。据参加治疗的协和医院感染内科教授王爱霞回忆，在救治这名外籍患者的过程中，各种抗感染类药物均没起到作用。王爱霞教授怀疑这名病人患有艾滋病，随后进行的血清检测发现其 HIV 呈阳性。为慎重起见，协和医院与这名患者远在美国的私人医生取得了联系，得知他确实是一名艾滋病病毒感染者。不久，这名艾滋病患者在协和医院死亡，其病情与美国最早发现的艾滋病病例完全一致。

这是我国医务工作者第一次接触艾滋病，也是艾滋病传递给中国的第一个危险信号。据北京协和医院的资料记载，1989 年，该院在 67 份梅毒血清阳性患者的标本中发现一例 HIV 呈阳性，这是我国首例因性接触而被感染的艾滋病患者。

三、艾滋病不可治愈

艾滋病是一种危害大、致死率高的严重传染病，目前不可治愈。

艾滋病病毒会缓慢破坏人的免疫系统，感染者若不坚持规范治疗，发病后病情发展迅速。人一旦感染了艾滋病，学习、工作、生活会受到巨大影响，需要终生规律服药。

值得注意的是，艾滋病病毒感染者在发病前外表与正常人无异，因此决不能从一个人的外表是否健康来判断其是否感染了艾滋病病毒。一些人由于疾病预防知识匮乏，感染风险意识淡薄，易受外界影响而发生不安全性行为。也有极个别的艾滋病病毒感染者，出于各种原因，蓄意传播疾病，我们应高度警惕。

四、艾滋病有哪些传播途径

性传播。无论是同性之间还是异性之间的性接触都有可能导致艾滋病的传播。艾滋病病毒感染者的分泌物中有大量的病毒，在性活动时，很容易造成生殖器黏膜的细微破损，这时，病毒就会乘虚而入，进入未感染者的血液中。

血液传播。血液传播是艾滋病病毒感染最直接的途径。输入被病毒污染的血液，使用被含病毒血液污染而又未经严格消毒的注射器、针灸针、拔牙工具，都是十分危险的。另外，如果与艾滋病病毒感染者共用一支未消毒的注射器，也可能被留在针头上的病毒所感染。

母婴传播。女性 HIV 感染者可以通过妊娠、分娩或哺乳将 HIV 传播给孩子，这就是艾滋病的母婴传播途径。在不采取预防措施的情况下，艾滋病母婴传播的概率是 25% ~ 40%。现阶段，母婴阻断技术趋于成熟，母婴阻断可将感染率降低 95%。

五、艾滋病是怎么发展的

艾滋病的发展可以分为三个阶段。

窗口期：一个发生高危行为的人需要 3 个月（4 ~ 12 周）才能确定他有没有被感染 HIV。这段时间，称为“窗口期”。在窗口期是检查不出抗体的，高危行为后的 3 个月内检测结果为“阴性”，并不能说明没有感染 HIV，应在发生高危行为 3 个月后重新检测。

潜伏期：从感染 HIV 开始到出现艾滋病症状和体征的时间，是艾滋病的“潜伏期”，时长平均 7 ~ 10 年。未发病者有的可长期甚至终身隐匿不发，成为艾滋病病毒携带者。处于潜伏期的艾滋病病毒感染者是具有传染性的。

临床症状期：经过 7 ~ 10 年的潜伏期，艾滋病病毒感染者会发展为艾滋病病人，发病后的常见症状包括皮肤、黏膜出现感染，出现单纯疱疹、带状疱疹、血疱、瘀血斑、持续性发热、肺炎、肺结核、呼吸困难、持续性腹泻、便血、肝脾肿大、并发恶性肿瘤等。

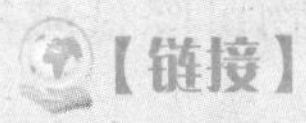

【链接】

区别艾滋病病毒感染者和艾滋病病人

	艾滋病病毒感染者	艾滋病病人
区别	外表与正常人一样	外表有别于正常人
	免疫系统尚未受到严重损害	免疫系统受到严重损害
	无症状	发热、体重下降、腹泻、感染、肿瘤等
	有正常的生活、工作能力	失去正常的生活、工作能力
共同点	体内都有艾滋病病毒，都有传染性	
联系	艾滋病病毒感染者免疫系统被严重损害后成为艾滋病病人	

六、怎样预防艾滋病

第一，学习掌握性健康知识，提高自我保护意识与能力，培养积极向上的心态和健康的生活方式。

第二，艾滋病目前没有疫苗可以预防，掌握预防知识、拒绝危险行为、做好自身防护才是最有效的预防手段。

第三，艾滋病病毒通过含有艾滋病病毒的血液和体液传播，日常学习和生活接触不传播。

第四，注射毒品会增加经血液感染艾滋病病毒的风险。

第五，性病可增加感染艾滋病病毒的风险，必须及时到正规医疗机构诊治。

第六，暴露后 72 小时内尽早使用阻断药物可降低感染艾滋病病毒的风险。

第三节　大肚子的血吸虫病

血吸虫病俗称“大肚子病”，是由人或牛、羊、猪等哺乳动物感染了血吸虫所引起的一种传染病和寄生虫病。人感染了血吸虫病，身体健康会受到严重损害，造成劳动能力下降。若不及时治疗，血吸虫可在体内不断产卵，释放毒素，使肝脏、脾脏等器官受到损害，发展到晚期可威胁生命。

一、血吸虫的生长史

感染了血吸虫的人或哺乳动物通过粪便排出虫卵，虫卵随粪便污染水源后，在水里孵出毛蚴。毛蚴在水中游动，并钻入钉螺体内，经过母胞蚴、子胞蚴两个阶段的无性繁殖，形成大量尾蚴。尾蚴离开钉螺，在水中游动。

人或哺乳动物接触含有血吸虫尾蚴的水体（俗称疫水）10 秒钟，尾蚴即可侵入皮肤，造成人或哺乳动物感染。尾蚴在人或哺乳动物体内经过一段时间的生长发育，即转变为童虫。童虫随血液循环到肝和肠系膜静脉而定居，并发育成为成虫。雌、雄成虫结伴合抱，交配产卵。这就是血吸虫的生长周期，也称之为生长史。

钉螺是血吸虫唯一的中间宿主。钉螺雌雄异体，水陆两栖。1881 年 3 月，一位德籍神父在湖北武昌（当时称武昌府）采集到三颗肋壳钉螺，经鉴定，命名为“湖北钉螺”。至今我国大陆所发现的钉螺均为湖北钉螺。

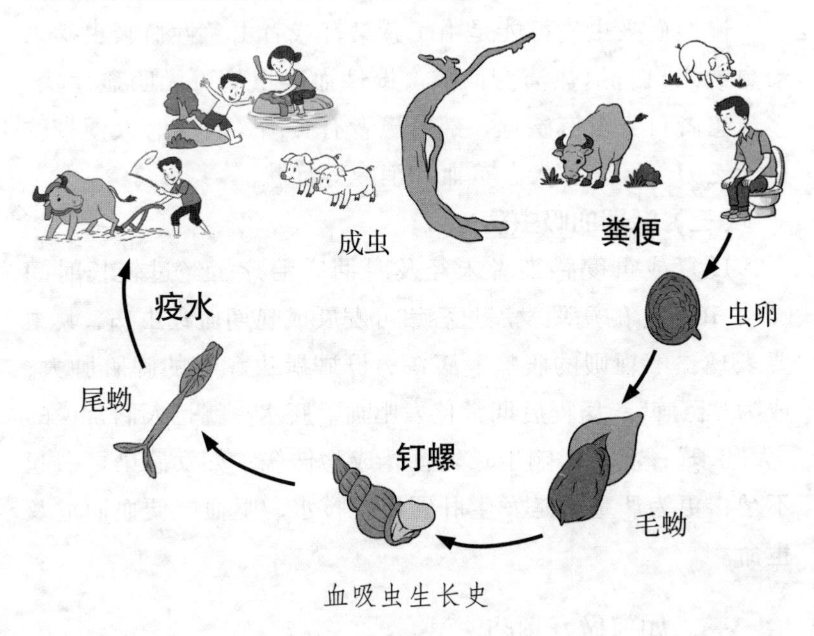

血吸虫生长史

二、血吸虫病有哪些症状

人感染了血吸虫病后，按照发病时间的长短与临床症状和体征的轻重，可分为急性血吸虫病、慢性血吸虫病和晚期血吸虫病。

（一）急性血吸虫病

长时间、大面积接触疫水（有尾蚴的水体）的人可能发生急性血吸虫病。人接触疫水数小时后就可出现粟粒至黄豆大小的丘疹，痒、不痛，数小时至 2 ～ 3 天消失。人接触疫水 40 天左右，就会出现畏寒、高热、腹泻、咳嗽、肝脾肿大、面色苍白、乏力、头昏、肌肉关节酸痛等症状。急性血吸虫病病情重，来势凶猛，如不及时治疗可导致死亡。

（二）慢性血吸虫病

慢性血吸虫病可能是由于感染轻或者由急性血吸虫病未治愈或未自行退热演变而成。慢性血吸虫病可无明显症状，多数患者自身没有感觉，部分患者有腹泻、腹痛、大便带脓血、乏力、肝脾肿大、贫血和消瘦等症状。

（三）晚期血吸虫病

反复或重度感染者未经及时彻底治疗，经过较长时间（5 ~ 10年）的病理发展过程，可发展成晚期血吸虫病，其主要表现：不规则的腹痛、腹泻；肝脾肿大，有的脾脏肿大，成为“巨脾”；病程后期常伴发呕血、腹水，就是人们常说的“大肚子”；有的影响生长发育，成为侏儒；妇女感染可引起不孕；更为严重的是发生肝硬化、腹水、呕血、便血而危及生命。

三、如何做好预防

任何年龄、性别、职业和种族的人，只要接触疫水，就可能感染血吸虫病。一旦感染了血吸虫病，我们的健康就会受到巨大的损害，那该如何做好预防呢？

远离疫水。不接触疫水是预防血吸虫病最有效的方法。不到竖有血防警示牌的江、河、湖、沟、渠等地方游泳戏水、捕鱼捞虾、打湖草、放牧、洗衣物、洗菜等；不去不清楚是否安全的水域玩耍。

做好防护。因生产、生活和防汛工作需要，必须接触疫水时，下水前应在可能接触疫水的身体部位均匀涂擦防护药剂，如果下水时间超过药物的有效时间，应增加涂药次数。此外，可以穿戴防护用品，如桐油布袜、长筒胶靴、尼龙防护裤、胶皮手套等。如能穿戴以 1%的氯硝柳胺浸泡过的衣裤、手套、袜子等，防护效果更好。

使用安全水。在疫区野外作业，急需饮用水时，可以采用加热和药物杀蚴等办法处理疫水。如将水加热至 60℃以上（感到烫手时的温度），即可杀灭水中的血吸虫尾蚴；也可在每 50 千克水中加 1 克含氯石灰或 0.5 克漂白粉精片或 15 毫升 3%碘酊或 12.5 克生石灰，均可杀灭血吸虫尾蚴。

加强粪便管理。血吸虫病主要通过血吸虫病人和病畜的粪便传播。由于耕牛的粪量大，患病的耕牛更是血吸虫病的主要传染源。改水改厕、封洲禁牧、以机代牛，防止粪便污染水源，保证生活饮用水安全，改变不利于健康的生产、生活习惯，是预防血吸虫病传播的重要措施。生活在疫区的群众要积极配合当地血吸虫病防治机构组织开展的查螺、灭螺、查病和治病工作，以及对家畜的查病和治疗工作。

早检查、早治疗。如果接触了疫水，要及时到当地医院或血吸虫病防治机构进行检查，被查出感染了血吸虫病，要在医生的指导下积极治疗。

中华人民共和国成立后，政府对血吸虫病进行了大规模的防治，并取得了巨大成效，基本上控制了血吸虫病的流行，有的地区已达到基本消灭血吸虫病的程度。在血吸虫病研究方面，我国在许多领域已达到国际先进水平。但目前长江中下游某些地区的防治任务仍很艰巨，有些地区近年来血吸虫病的发病率和流行范围有回升和扩展的趋势，同时也发现了一些新疫区。因此，需要所有人提高防病意识，做好防护工作，预防血吸虫病。

第四节 被"糖丸"制服的小儿麻痹症

有一种传染病在我国通过给小孩喂服糖丸而被基本消灭，它叫脊髓灰质炎，俗称小儿麻痹症。它是由病毒侵入血液循环系统引起的急性传染病，患者多为 1 ~ 6 岁儿童，主要症状是发热、全身不适，严重时肢体疼痛，甚至瘫痪。

一、脊髓灰质炎的"前世今生"

1916 年，纽约暴发脊髓灰质炎的第一次大流行，在报告的 9000 多个病例中，有 2343 例死亡。当年在美国共有 27000 个病例，6000 例死亡，其中大多数患者都是儿童。此后，该病在 20 世纪里频繁暴发,1952 年是迄今为止疫情最严重的一年，美国报告的病例为 57628 例。

1952 年，人类在应对脊髓灰质炎上取得重大突破，美国微生物学家研发了第一个有效的脊髓灰质炎疫苗。随后美国立即实施国家脊髓灰质炎免疫计划，效果立竿见影。在之后的很长一段时间里,接种这种疫苗成了应对脊髓灰质炎的标准预防手段。

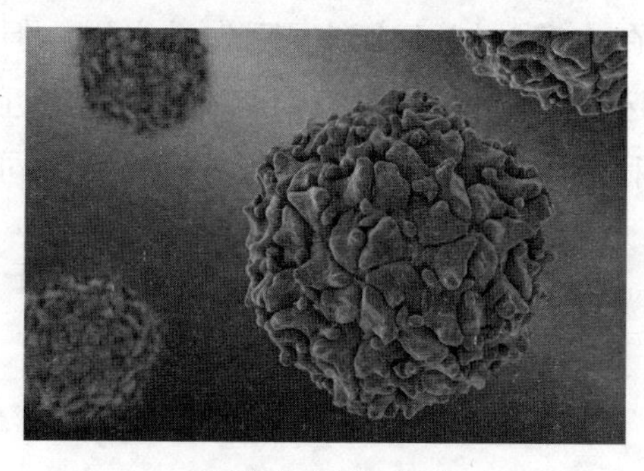

脊髓灰质炎病毒

尽管脊髓灰质炎疫苗行之有效，但脊髓灰质炎流行的威胁仍在。在各国的共同努力下，世界卫生组织于1994年、1997年、2002年先后确认泛美地区、西太平洋地区（包括中国）、欧洲已经根除脊髓灰质炎。然而近年来，阿富汗、尼日利亚、巴基斯坦和印度这四个国家仍有官方报道的脊髓灰质炎病例。在根除脊髓灰质炎方面，人类已经取得很大进展，但要彻底消灭该疾病仍然任重道远。

二、脊髓灰质炎的病因何在

脊髓灰质炎是一种急性病毒性传染病，其临床表现多种多样，包括程度很轻的非特异性病变，如无菌性脑膜炎和各种肌群的弛缓性无力。脊髓灰质炎病毒是一种单链RNA基因组、缺少外膜的肠道病毒，按免疫性可分为三种血清型，其中Ⅰ型最容易导致瘫痪，也最容易引起流行。

人是脊髓灰质炎病毒唯一的自然宿主，脊髓灰质炎通过直接接触传染，是一种传染性很强的接触性传染病。该病主要造成脊髓和呼吸系统受损，部分儿童患病后可以自愈，但多数儿童患病后会出现下肢肌肉萎缩、畸形，从而导致终身残疾。

在工业化国家，由于疫苗的广泛使用，脊髓灰质炎目前已基本被消灭。

三、脊髓灰质炎的临床表现有哪些

脊髓灰质炎的临床表现差异很大，有两种基本类型：轻型（顿挫型）和重型（瘫痪型或非瘫痪型）。

轻型脊髓灰质炎病例占临床感染病例的80%～90%，主要为儿童病例。临床表现较轻，中枢神经系统不受侵害。在接触病原 3 ~ 5 天后出现轻度发热、头痛、咽喉痛和呕吐等症状，一般在 24 ~ 72 小时之内恢复。

重型脊髓灰质炎常为轻型脊髓灰质炎病程过后平稳几天，然后突然发病而成，更常见的是发病无前驱症状，特别是年长者和成人病例。潜伏期一般为 7 ~ 14 日，偶尔可更长。发病后发热，严重者出现头痛、颈背僵硬、深部肌肉疼痛，有时伴有感觉过敏和感觉异常。呼吸衰弱可能是由于脊髓受累使呼吸肌麻痹，也可能是由于呼吸中枢本身受病毒损伤所致。吞咽困难、鼻反流、发声时带鼻音是延髓受侵害的早期体征。

四、如何预防脊髓灰质炎

首先，采用自动免疫减毒活疫苗，这种活疫苗病毒经组织培养多次传代，对人类神经系统已无或只有极少毒性，口服后可在易感者肠道组织中繁殖，使体内同型中和抗体迅速增长，同时因可产生分泌型 IgA，肠道和咽部免疫力也会增强，消灭入侵的野毒株，切断其在人群中的传播，且活疫苗病毒可排出体外，感染接触者使其间接获得免疫。

其次，可以采取被动免疫措施。未服过疫苗的幼儿、孕妇、医务人员、免疫力低下者或者做了扁桃体摘除等局部手术的人，若与患者有过密切接触，应及早肌注丙种球蛋白，产生的免疫力可维持 3 ~ 6 周。

再次，对感染者进行隔离是必要措施，自起病日起至少隔离 40 天。对感染者的排泄物应以 20%漂白粉消毒，对其餐具应浸泡于 0.1%漂白粉澄清液内或沸水蒸煮消毒。对曾与感染者密切接触的易感者应隔离观察 20 天。

最后，做好日常卫生、培养良好的卫生习惯也十分重要。

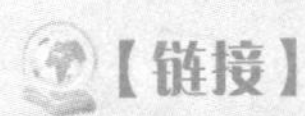

美国总统与小儿麻痹症

美国第32任总统富兰克林·罗斯福是小儿麻痹症最知名的患者之一。他在39岁那年得病，十多年后才当选总统。小儿麻痹症患者的康复治疗和后来的疫苗发展，在很大程度上和他的推动有关系。

罗斯福是美国人公认的最伟大的总统之一。他带领美国度过了20世纪两个最艰难的时期：经济大萧条和第二次世界大战；他还是美国唯一连任四届的总统。

罗斯福有着崇高的理想，对从政有强烈愿望。他28岁时已是美国海军部助理部长；38岁时已成为美国民主党的副总统候选人。但天有不测风云，一年后他染上了小儿麻痹症，导致双下肢瘫痪。对于年近四十的人来说，这是一个沉重的打击。而对于一个政治人物来说，成为残疾人几乎等同于宣告他政治生涯的结束。

面对人生中这一巨大挫折，罗斯福表现出了极大的勇气。住院期间，他已得知自己病情的严重程度：双腿麻痹的症状将永远无法治愈，他再也无法像健康人那样走路了。此时，他母亲极力主张他回到纽约州的庄园，像他父亲那样做一辈子乡绅，悠闲地度过余生。但罗斯福的目标仍很明确——成为美国总统。他不会因身体的残疾而自卑，也不会改变人生理想。由于他的不懈努力，终于在46岁时当选为纽约州的州长。4 年后，他又勇敢地参与竞选美国总统，并以高票当选。

1926年，罗斯福花了近20万美元买下一处温泉，成立了“佐治亚温泉基金会”，致力于帮助小儿麻痹症患者康复的工作。该温泉成了研究小儿麻痹症和治疗方法的国际中心。1952 年，第一支安全有效的脊髓灰质炎疫苗诞生。目前预防脊髓灰质炎的疫苗有两种类型：口服脊灰疫苗（OPV）和灭活脊灰疫苗（IPV）。要消灭脊髓灰质炎，必须对每位儿童实施免疫接种。

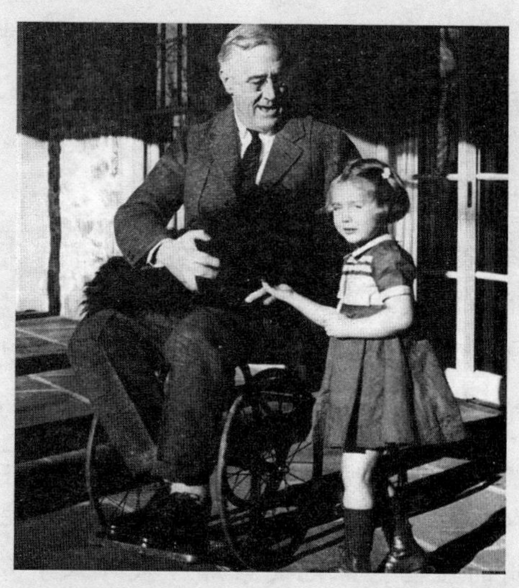

美国总统罗斯福致力于帮助小儿麻痹症患者康复的工作

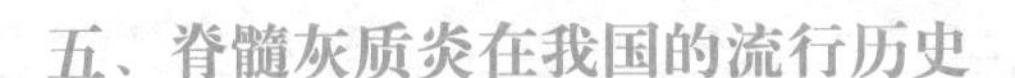

五、脊髓灰质炎在我国的流行历史

我国历史上脊髓灰质炎（以下简称“脊灰”）曾广泛流行。20 世纪 60 年代初期，我国每年报告脊灰患者 20000 ~ 43000 例。1960 年，我国自行研制成功脊灰减毒活疫苗并于 1965 年开始在全国逐步推广使用，脊灰的发病和致死人数急剧下降，20 世纪 70 年代的发病数较 60 年代下降了 37%。

进入 20 世纪 80 年代后，全国实施计划免疫，加强冷链建设和常规免疫活动，脊灰疫苗接种率进一步提高，脊灰的报告发病数进一步下降。1988 年，第 41 届世界卫生大会提出 2000 年全球消灭脊灰的目标，我国所属的世界卫生组织西太平洋区确定了 1995 年消灭脊灰的目标。1991 年，我国政府对世界做出实现消灭脊灰目标的承诺，并将消灭脊灰作为我国政府重要的工作目标之一。通过实施疾病监测、免疫接种等策略，尤其是在加强常规免疫的基础上，开展了多轮强化免疫活动，人群免疫水平迅速提高。自 1991 年起，脊灰野病毒传播范围逐年缩小，发病数逐年下降。监测结果表明，1994 年 10 月以来，我国未再发现本土脊灰野病毒感染病例，经过严格认证，2000 年世界卫生组织证实我国实现了消灭脊灰目标。

六、如何接种脊髓灰质炎疫苗

儿童 2、3、4 月龄各服 1 次，4 岁再服一次，但部分脊灰输入风险较大或免疫工作薄弱地区要视情况对特定年龄组儿童开展脊灰疫苗的强化免疫活动，以维持人群的高免疫力。

【链接】

中国“脊髓灰质炎疫苗之父”顾方舟

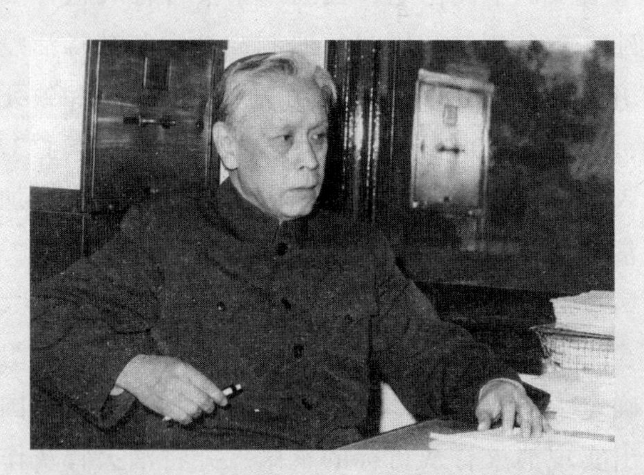

中国“脊髓灰质炎疫苗之父”顾方舟

顾方舟，1926年6月生，浙江宁波人，中国医学科学院院长、研究员。1955年，江苏南通暴发大规模的脊髓灰质炎疫情，随后疫情迅速蔓延。顾方舟临危受命，开始了脊髓灰质炎疫苗的研究工作。为了自主研制疫苗，顾方舟团队在昆明建立医学生物学研究所，与死神争分夺秒。1960年底，首批500万人份疫苗在全国11个城市推广。投放疫苗的城市，流行峰值纷纷回落。为了便于在全国推广免疫，顾方舟和研究团队成功改进剂型，将需要冷藏的液体疫苗制成固体糖丸，一名儿童只需服用一枚糖丸就可以达到免疫效果。这是中国消灭脊髓灰质炎之路的独特创举。1964年，糖丸疫苗在全国推广。脊髓灰质炎的年平均发病率明显降低。1990 年，全国消灭脊髓灰质炎规划开始实施，此后几年病例数逐年快速下降。自 1994 年发现最后一例患者后，至今未发现由本土野病毒引起的脊髓灰质炎病例。2000 年，“中国消灭脊髓灰质炎证实报告签字仪式”在北京举行，顾方舟作为代表在报告上签下了自己的名字，我国正式成为无脊髓灰质炎国家。2019 年 1 月 2 日，顾方舟在北京逝世，享年 92 岁。

“我一生只做了一件事，就是做了一颗小小的糖丸。”顾方舟一路艰辛跋涉，护佑中国儿童远离小儿麻痹症，荣获全国科学大会成果奖和“全国消灭脊髓灰质炎工作先进个人”等称号。在中华人民共和国成立 70 周年前夕，党和人民授予他“人民科学家”国家荣誉称号。

第五节 识破“红眼病”

大家常挂在嘴边的“红眼病”实际上是指急性结膜炎。结膜与多种多样的微生物以及外界环境相接触，当其自身防御能力减弱或外界致病因素增强时结膜组织会出现炎症，这种炎症统称结膜炎，是最常见的一类眼部疾病。

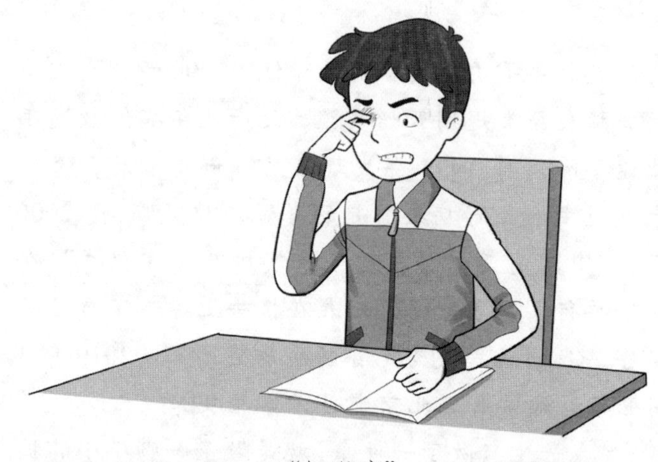

“红眼病”

一、我们的眼睛是怎么“变红”的

从致病原因来看，结膜炎通常是由微生物感染（细菌感染、真菌感染、病毒感染、衣原体感染等），物理性刺激（如风沙、烟尘、紫外线等），化学性损伤（药品、酸、碱、有毒气体等），免疫性病变（过敏），全身其他疾病（肺结核、梅毒、甲状腺疾病等）或邻近组织（眼睑、角膜、泪器等）炎症蔓延引起的。其中微生物感染所致的结膜炎具有较强的传染性，人们通常说的“红眼病”主要是指这一种类型。

二、“红眼病”有哪些症状

感染性结膜炎通常有数小时的潜伏期，随后急性发病，可以是单眼发病，也可以是双眼先后发病。患者的主要症状有眼痒、异物感、烧灼感、怕光、流泪不止等。如果眼部疼痛感明显，有可能是炎症已经波及角膜，此时一定要尽快就医，避免造成不可挽回的损失。

经检查，医生会发现患者结膜充血、发红（“红眼病”这个叫法就由此而来），眼部分泌物增多，结膜乳头增生，结膜滤泡形成，结膜水肿、出血；严重的还会伴有头痛、发热、疲乏无力等症状。

【链接】

关于眼睛的一些冷知识

1. 眼球在我们出生几年后，就不再长大了，而随着年龄的增长，我们的脸却越长越大，这大概就是小朋友的眼睛看起来比长大后大的原因吧！

2. 滴眼药水时觉得嗓子苦？这是因为眼睛和鼻腔是连通的，而鼻腔和口腔也是连通的。

3. 打喷嚏的时候眼睛是闭上的，除非经过特殊的训练，否则人不可能睁着眼睛打喷嚏。

4. 平均每个指纹有 40 个独有特征，而眼睛的虹膜则有 256 个独有特征。因此，视网膜虹膜扫描被日渐广泛地应用于安检等领域。

三、得了“红眼病”怎么办

得了“红眼病”要及时就医，在医生的指导下治疗。在治疗上要及时、坚持、彻底。“红眼病”一经发现，应立即治疗，且不要中断，即便症状完全消失也要继续治疗 1 周时间，以防复发。

“红眼病”患者，早期可做眼部冷敷，以减轻眼部不适。可局部滴抗生素眼药水，常用的有左氧氟沙星眼液、妥布霉素眼液等，应每1～2小时滴一次，睡前涂抗生素眼膏。

“红眼病”患者不能做眼部热敷，也不能将眼睛遮盖起来。遮盖眼睛会使分泌物积聚在结膜囊内排不出去，导致结膜囊温度升高，更利于细菌繁殖，从而使病情进一步加重。

此外，要养成良好的卫生习惯，做到勤洗手、勤剪指甲。一定注意不要用脏手或衣袖擦眼睛。洗脸盆、毛巾、手帕等不能与他人混用，以防相互传染。毛巾、手帕可以用沸水蒸煮，消毒后在阳光下曝晒。

四、做自己的医生——如何自己治疗“红眼病”

如果发现眼睛有黄/绿色的脓性分泌物，特别是清晨醒来，觉得黏性的分泌物粘住了眼睑，大概是患上了由细菌感染引起的“红眼病”，可以局部使用抗生素进行治疗。

如果在出现“红眼病”症状之前有植物、泥土、沙子、木屑等接触到或溅入眼睛的情况发生，则有可能患上了真菌感染引起的“红眼病”，可使用抗真菌药物进行治疗。

如果眼睛不停地流眼泪，同时伴有耳前淋巴结肿大、疼痛，则有可能患上了病毒感染引起的“红眼病”，可以局部使用抗病毒药物进行治疗。

如果眼部主要症状为奇痒、流泪，而且之前有过季节性发作，则可能患上了过敏性结膜炎，在避免接触过敏源的前提下可冰敷，局部可使用抗过敏药物进行治疗。

特别提醒大家注意的是，前面列举的是几种结膜炎最具特点的表现，很多情况下患者得了结膜炎后的症状并不典型，所以还是建议大家出现相关症状第一时间选择就医，由有经验的眼科医生检查后进行治疗。

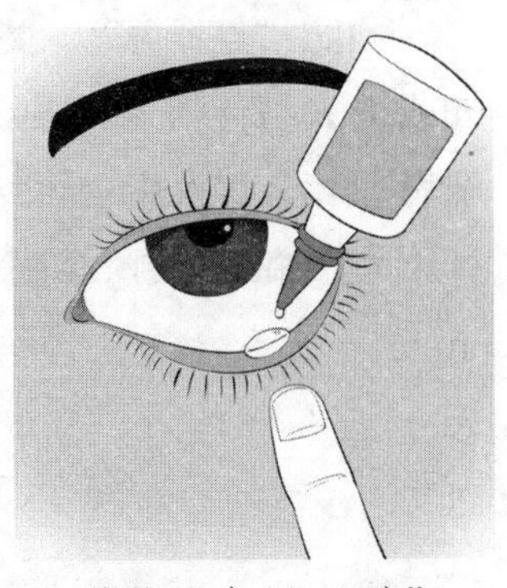

药物治疗“红眼病”

对“红眼病”也可采用中医治疗。中医称此病为“暴风客热”或“天行赤眼”，一般认为其为外感风热邪毒所致，故宜祛风散邪，清热解毒，常用泻肺饮和银翘解毒丸进行治疗。

五、“红眼病”多久能好

不同的病因引起的结膜炎有着不同的恢复时间。如果治疗及时、有效，一般可以在 2 周左右恢复。如果炎症波及角膜，引起角膜炎甚至角膜溃疡、角膜穿孔，则可能需要更久的治疗时间。

六、如何预防“红眼病”

结膜炎，尤其是感染性结膜炎有较强的传染性。如果家里有人患上了结膜炎，稍不注意就可能导致家属也感染结膜炎。

首先要声明一点：有人认为看一眼“红眼病”患者的眼睛，就会得“红眼病”，这是没有任何科学依据的。结膜炎的主要传播途径是接触传播，即通过直接（亲吻、拥抱等直接接触行为）或间接（接触结膜炎患者接触过的物品）的形式接触患者的眼睛或眼部分泌物，随后又接触未感染者的眼部，引起后者发病。

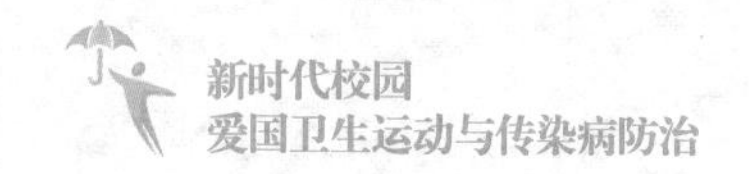

预防“红眼病”，关键就是远离传染源。发病季节尽量不去或少去易传播“红眼病”的公共场所；尽量避免接触结膜炎患者；家里有人患上了结膜炎后，一定要将毛巾、浴巾等生活日用品严格地分开，结膜炎患者使用过的毛巾要进行消毒处理。

第六节　认识黄热病

黄热病，英语中又俗称“黄杰克”“黑呕”，有时又称美洲瘟疫。黄热病实际上是一种由受感染的蚊虫传播的急性病毒性出血性疾病，病名中的“黄”是指一些患者发病症状中伴随发生的黄疸。若不及时治疗，高达 50%的黄热病严重感染病例会死亡。

据最新研究估计，全球每年有 8.4 万 ~ 17 万人感染黄热病，其中有 6 万人因此而死亡。该病毒在非洲和拉丁美洲的热带地区流行，加起来涉及逾 9 亿人口。自 2006 年《黄热病倡议》开展以来，过去十年间黄热病病例数一直呈下降趋势。

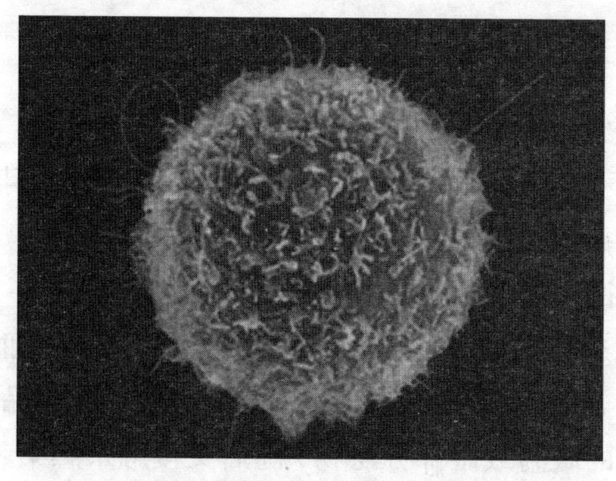

黄热病病毒

一、黄热病有哪些症状表现

黄热病很难诊断，尤其是在病程初期，它可能与重症疟疾、登革出血热以及中毒症状相混淆。黄热病患者血液检查可检测出因感染产生的黄热病抗体。通常还可使用其他一些技术手段检测出在病人死亡后收集的血液标本或肝组织中的病毒。完成这些检测需要训练有素的实验室人员和专业设备以及材料。

一般情况下，人感染黄热病后病毒在体内的潜伏期为3 ~ 6天，随后出现感染症状。第一期也称“急性期”，通常表现为发热、肌肉疼痛（尤其是背痛）、头痛、寒战、食欲不振、恶心和呕吐。3 ~ 4天之后，多数病人病情会出现好转，症状随之消失。但是，15%的病人在初期症状趋缓后的24小时内，病情即进入第二期，即病毒毒性更强的阶段。发热重新出现并达到高热，一些身体器官受到影响，病人快速出现黄疸，主诉有腹痛并伴有呕吐，口、鼻、眼或胃可能出血。一旦出现此种症状，呕吐物和粪便中就会带血，肾功能开始恶化。进入第二期的病人约有50%在10 ~ 14天之内死亡，其余病人康复后不会留下严重的器官损伤。

二、黄热病是如何传播的

黄热病病毒是一种黄热病毒属的虫媒病毒，蚊虫是其主要传播媒介。它们将病毒从一个宿主传播到另一个宿主，主要是在猴与猴、猴与人以及人与人之间进行传播。具体来说，黄热病主要有以下三种类型的传播链。

丛林型黄热病：在热带雨林中，黄热病主要发生在被野外环境中的蚊虫叮咬而受感染的猴子身上。受感染的猴子再将病毒传给叮咬它的蚊子。受感染的蚊子叮咬进入林区的人，导致偶尔出现黄热病病例。感染大多发生在林区工作的青年男子身上。

中间型黄热病：在非洲潮湿或半潮湿地区，经常发生小规模流行。半家居环境中的蚊子（在野外和房屋四周繁殖）感染猴子和人。人与受感染的蚊子接触机会增多，导致病毒传播。一个地区可有许多单独的村庄同时出现病例。

城市型黄热病：如果受感染的人把病毒带入人口稠密且未进行免疫的地区，并有埃及伊蚊生存繁殖，就会发生黄热病大规模流行。受感染的蚊子在人与人之间传播病毒。

三、如何预防黄热病

（一）疫苗接种

疫苗接种是预防黄热病最重要的措施。在疫苗接种覆盖率低的高危地区，及时识别感染病例并通过免疫接种来控制疫情暴发，对预防疾病流行至关重要。要防止在整个受感染地区出现大规模疫情，在有感染风险的人群中，疫苗接种覆盖率必须至少达到60%。

可通过以下方式提供预防性免疫接种：婴儿常规免疫接种；对高风险国家进行一次性大规模免疫接种运动，以提高其疫苗接种覆盖率；对前往黄热病流行地区的旅行者提供疫苗接种服务。世界卫生组织强力推荐对有感染风险地区的儿童进行黄热病疫苗常规接种。

黄热病疫苗既安全又具备可负担性。在10天内可使超过90%的人获得黄热病有效免疫力，在30天内可使99%的人获得免疫力。一剂黄热病疫苗足以达到持续免疫、终身防护的效果，不需要加强注射，严重副作用极其罕见。

旅行者，尤其是从非洲或拉丁美洲前往亚洲的旅行者，必须有黄热病疫苗接种证明。如因身体原因不能接种疫苗，按照《国际卫生条例》规定，必须由有关当局出具证明。

（二）做好蚊虫控制

某些情况下，在疫苗接种起作用之前，蚊虫控制至关重要。通过清除潜在的蚊虫繁殖场所，以及在蚊虫早期孳生的水中喷洒杀虫剂，可降低城市中黄热病传播的风险。城市中出现黄热病流行时，使用喷雾杀虫剂杀死蚊虫，同时开展紧急疫苗接种运动，可减少或阻止黄热病传播，为接种疫苗的人群产生免疫力赢得时间。

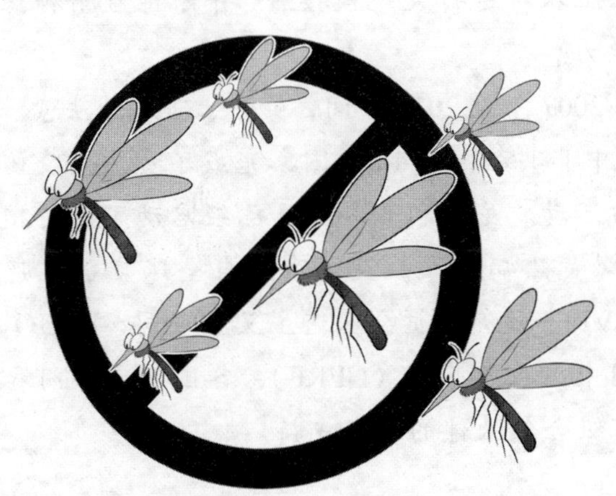

黄热病病毒传播的主要媒介——蚊虫

从历史上看，通过大力开展蚊虫控制活动，大多数中南美洲国家都曾成功地消灭了埃及伊蚊——城市型黄热病传播媒介。然而，随着这一类蚊虫在这些国家再次出现，城市型黄热病有可能死灰复燃。

【链接】

《黄热病倡议》

《黄热病倡议》是由世界卫生组织主导、联合国儿童基金会和各国政府支持推出的疾病防控疫苗接种战略，特别关注非洲黄热病流行最为严重的国家。本倡议建议在婴儿常规免疫程序中增加黄热病疫苗接种（9月龄开始），在高风险地区对所有9月龄以上人群进行大规模接种，并保持监测和暴发应对能力。

2007年至2016年间，贝宁、布基纳法索、喀麦隆、中非共和国等14个国家完成了黄热病疫苗接种预防活动。尼日利亚和苏丹已经启动了疫苗接种工作。《黄热病倡议》获得了来自全球疫苗免疫联盟（GAVI）、欧洲委员会人道主义援助司（ECHO）、联合国中央应急基金（CERF）、各国卫生部门和一些国家级合作伙伴的资金支持。

第七章 疫苗和预防接种

第一节 疫苗的基本知识

疫苗的发明可谓人类发展史上一件具有里程碑意义的事件。因为从某种意义上来说，人类繁衍生息的历史就是人类不断同疾病和自然灾害作斗争的历史，控制传染性疾病最主要的手段就是预防，而接种疫苗被认为是最行之有效的措施。事实证明也是如此，威胁人类几百年的天花病毒在牛痘疫苗出现后便被彻底消灭了，人类迎来了人类用疫苗迎战病毒的第一个胜利，也使我们更加坚信疫苗对控制和消灭传染性疾病的作用。此后 200 年间疫苗家族不断扩大发展，目前用于人类疾病防治的疫苗有 20 多种。

一、什么是疫苗

疫苗是将病原微生物（如细菌、立克次氏体、病毒等）及其代谢产物，经过人工减毒、灭活或利用转基因等方法制成的用于预防传染病的自动免疫制剂。疫苗保留了病原菌刺激动物体免疫系统的特性。动物体接触到这种不具伤害力的病原菌后，免疫系统便会产生一定的保护物质，如免疫激素、活性生理物质、特殊抗体等；当动物体再次接触到这种病原菌时，动物体的免疫系统便会依循其原有的记忆，制造更多的保护物质来阻止病原菌的伤害。

因此，疫苗是用各类病原微生物制作的用于预防接种的生物制品，其中用细菌或螺旋体制作的疫苗亦称为菌苗。疫苗分为活疫苗和死疫苗两种。常用的活疫苗有卡介苗、脊髓灰质炎疫苗、麻疹疫苗、鼠疫疫苗等。常用的死疫苗有百日咳菌苗、伤寒菌苗、流脑菌苗、霍乱菌苗等。

不同疫苗的生产时间各不相同，有的疫苗可能需要 22 个月才能生产出一个批次。疫苗的研发是一个漫长而复杂的过程，且成本很高。接种疫苗是预防和控制传染病最经济、有效的公共卫生干预措施，对于家庭来说也是减少成员疾病发生、减少医疗费用支出的有效手段。

据估计，免疫接种每年能避免 200 万 ~ 300 万例因白喉、破伤风、百日咳和麻疹导致的死亡。全球疫苗接种覆盖率（全球获得推荐疫苗的儿童所占的比例）在过去几年中一直保持稳定。

二、疫苗分为哪些种类

疫苗一般分为两类：预防性疫苗和治疗性疫苗。预防性疫苗主要用于疾病的预防，接种者为新生儿及其他健康个体；治疗性疫苗主要用于患病的个体，接种者为患者。

疫苗又可分为减毒活疫苗、灭活疫苗、抗毒素、亚单位疫苗（含多肽疫苗）、载体疫苗、核酸疫苗等。

减毒活疫苗：多具有超过 90%的效力，其保护作用通常延续多年。它的突出优势是病原体在宿主体内复制产生一个抗原刺激，抗原数量、性质和位置均与天然感染相似，所以免疫原性一般很强，甚至不需要加强免疫。这种突出的优势同时也导致潜在的危险性：免疫力差的部分个体接种可引发感染；突变可能恢复毒力。

灭活疫苗：采用的是非复制性抗原（死疫苗），与减毒活疫苗相比，它的安全性好，但免疫原性也变弱，往往必须加强免疫。需要注意的是，并不是所有病原体经灭活后均可以成为高效疫苗：其中一些疫苗是高效的，如索尔克注射用脊髓灰质炎疫苗（IPV）或甲肝疫苗；其他则是一些低效、短持续期的疫苗，如灭活后可注射的霍乱疫苗，几乎已被放弃；还有一些灭活疫苗的效力低，需要提高其保护率和免疫的持续期，如传统的灭活流感和伤寒疫苗。这些低效疫苗大多数将被新型疫苗代替。

类毒素疫苗：主要用于强力外毒素或肠毒素引起的感染，如破伤风和白喉的疫苗。一般来说，肠毒素的类毒素很少研制成功。然而随着研究技术的不断进步，这类疫苗的质量和效力也有望提高。

亚单位疫苗与多肽疫苗：这类疫苗在研制技术上发生了革命性变化，使得疫苗质量更易控制，价格也更高。从效果来看，有些亚单位疫苗低剂量接种就具有高免疫原性。多肽疫苗通常由化学合成技术制造，其优点是成分更加简单，质量更易控制。但随着免疫原分子量和结构复杂性的降低，免疫原性也显著降低。因此，这些疫苗一般需要特殊的结构设计、特殊的递送系统或佐剂。

载体疫苗：是将抗原基因通过无害的微生物这种载体送入人体内诱导免疫应答。它的特点是结合了减毒活疫苗强有力的免疫原性和亚单位疫苗的准确度两个优势。

核酸疫苗：也称为DNA疫苗。与其他类型疫苗相比，核酸疫苗具有潜在而巨大的优越性：稳定性好，大量变异的可能性很小，易于质量监控；生产成本较低；理论上可以通过多种质粒的混合物或者构建复杂的质粒来实现多价疫苗；理论上抗原合成稳定性好，可减少加强注射剂量，非常少量的核酸疫苗就可以很好地发挥作用。

可食用的疫苗：采用可食用的植物如马铃薯、香蕉、番茄的细胞，通过食用其果实或其他部位而启动保护性免疫反应。植物细胞作为天然生物胶囊可将抗原有效递送到黏膜下淋巴系统。这是目前为数不多的有效启动黏膜免疫的形式。因此，对于黏膜感染性疾病有很好的治疗前景。

三、国家免疫规划疫苗如何分类

我国的疫苗按《疫苗流通和预防接种管理条例》分为两类。第一类疫苗，是指政府免费向公民提供，公民应当依照政府的规定受种的疫苗，包括国家免疫规划确定的疫苗，省、自治区、直辖市人民政府在执行国家免疫规划时增加的疫苗，以及县级以上人民政府或者其卫生主管部门组织的应急接种或者群体性预防接种所使用的疫苗；第二类疫苗，是指由公民自费并且自愿受种的疫苗。

目前第一类疫苗以儿童常规免疫疫苗为主，包括乙肝疫苗、卡介苗、脊灰减毒活疫苗、无细胞百白破疫苗、白破疫苗、麻疹疫苗、麻腮风疫苗、甲肝疫苗、A群流脑疫苗、A+C群流脑疫苗和乙脑疫苗等，此外还包括对重点人群接种的出血热疫苗和应急接种的炭疽疫苗、钩体疫苗。

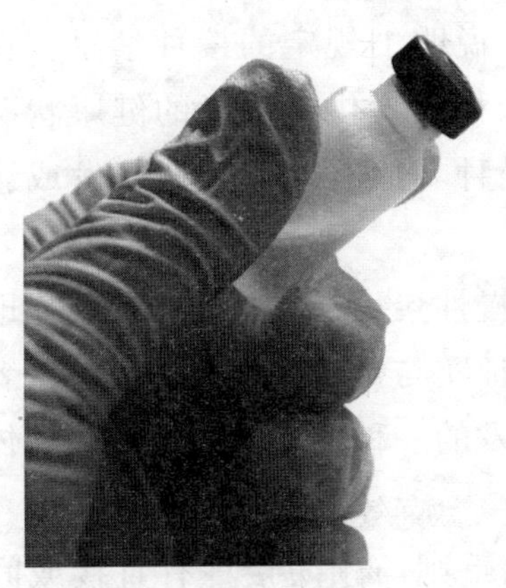
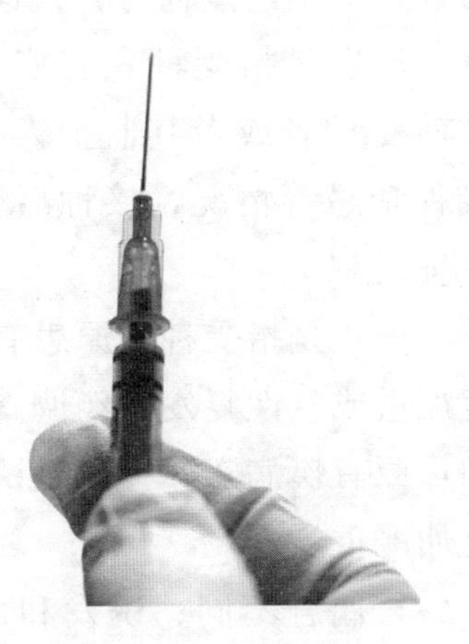

疫　苗

四、疫苗的禁忌证

我国习惯将疫苗禁忌分为一般禁忌和绝对禁忌。

一般禁忌证指在某种情况下可缓期接种，如发热、疾病恢复期（相当于慎用证）。

绝对禁忌证是指接种疫苗后，有可能造成接种不良反应的概率增加和不良反应加重或免疫损伤。如免疫功能不全（缺陷）者，不能接种减毒活疫苗，但可接种灭活疫苗。对鸡蛋过敏者，不宜接种麻疹、流感等以鸡胚细胞培养的疫苗。

五、偶合症

预防接种的偶合症严格来说可分为偶合、诱发和加重原有疾病三种情况。

偶合是指受种者在接种时正处于某种疾病的潜伏期或者前驱期，接种后偶合发病，它与预防接种无因果关系，纯属巧合，即不论接种与否，这种疾病都必将发生。

诱发是指受种者有疫苗说明书规定的接种禁忌，在接种前受种者或者其监护人未如实提供受种者的健康状况和接种禁忌等情况，接种后受种者原有疾病急性复发或影响生理过程。

加重是指受种者原患有慢性疾病，在预防接种后立即引起加重或急性复发，经调查证实与预防接种有一定关系者。加重原有疾病实际上也是诱发的一种，不过临床症状和体征更加严重。

与偶合不同，诱发和加重则与预防接种有直接或间接的关系，即不接种疫苗，可能就不会引起原有疾病的复发或加重。

国务院下发的《疫苗流通和预防接种管理条例》规定，受种者有疫苗说明书规定的接种禁忌，在接种前受种者或其监护人未如实提供受种者的健康状况和接种禁忌等情况，接种后受种者原有疾病急性复发或者病情加重，不属于预防接种异常反应。

第二节　预防接种

预防接种是把疫苗接种在健康人的身体内，使其在不发病的情况下产生抗体，获得特异性免疫，例如接种卡介苗预防肺结核，种牛痘预防天花等。

只有严格按照合理程序实施接种，才能充分发挥疫苗的免疫效果，逐渐建立完善的免疫屏障，有效控制相应传染病的流行。

预防接种工作是卫生事业中成效最为显著、影响最为广泛的工作之一，也是各国预防控制传染病最主要的手段。通过预防接种，全球已经成功消灭了天花；大多数国家和地区已经实现无脊髓灰质炎野病毒传播；全球范围内白喉、百日咳、破伤风和麻疹导致的发病、致残与死亡率也显著下降。

我国自1978年开始实施免疫规划以来，通过普及儿童免疫，减少了麻疹、百日咳、白喉、脊髓灰质炎、结核、破伤风等疾病的发病。2000年，我国实现了无脊髓灰质炎目标。乙脑、流脑等发病人数也降至历史最低水平。

一、预防接种方法

预防接种的方式主要有以下四种。

1. 皮上划痕。
2. 注射，包括皮下注射、皮内注射、肌肉注射。
3. 口服。
4. 喷雾吸入。

《中华人民共和国传染病防治法》第十五条明确规定：国家实行有计划的预防接种制度。国家对儿童实行预防接种证制度。

二、接种疫苗安全吗

免疫规划的对象是健康人群，其安全性历来受到各国和世界卫生组织的重视。疫苗在获得注册前都需经过严格的动物实验和临床研究；疫苗在上市使用前都要实施严格的批签发制度。在接种前、接种中、接种后都有完整的、科学的、规范的要求，以保证预防接种的安全性。

预防接种是指根据疾病预防控制规划，利用疫苗，按照国家规定的免疫程序，由合格的接种技术人员给适宜的接种对象进行接种，提高人群免疫水平，以达到预防和控制特定传染病发生和流行的目的。

从表面上看，预防接种主要是对易感者进行预防接种，其实在提高个体免疫水平的同时，必然会提高整个人群的免疫水平，有助于群体免疫屏障的形成。当疫苗接种率达到一定水平时，即使有传染源侵入，由于大部分易感者接种了疫苗，得到了免疫保护，人与人之间辗转传播的机会大大减少，传染病的传播链已被人为阻断，传播的范围受到限制，传染病扩散和蔓延的可能性也会大为降低。

三、国家为什么要大力推进预防接种工作

接种疫苗后出现不良反应的风险要远远小于不开展预防接种而造成的传染病传播的风险。实施免疫规划前，我国传染病的发病率非常高。自实施免疫规划以来，通过接种疫苗，大量减少了儿童因麻疹、百日咳、白喉、脊髓灰质炎、结核、破伤风等疾病的发病数，避免了成千上万名儿童的死亡。

推行免疫接种使我国乙肝防控工作成效显著。通过乙肝免疫预防策略的实施，新生儿乙肝疫苗全程接种率得到了大幅度提高，由 1992 年的不到 40%上升至 2014 年的 95%以上。通过实施新生儿乙肝疫苗接种，2012 年 5 月，我国正式通过了世界卫生组织西太平洋区的认证，实现了将 5 岁以下儿童慢性 HBV 感染率降至 2%以下的目标。这是我国在公共卫生领域取得的伟大成就，为其他发展中国家树立了典范。据推算，1992 年以来儿童乙肝表面抗原携带者减少了 3000 万人。

乙脑、流脑、百日咳和白喉等传染病的有效控制也得益于预防接种政策。随着乙脑疫苗的广泛应用和卫生条件的改善等，乙脑发病率大幅下降，目前全国乙脑报告发病率降至 0.1/10 万以下的水平。流脑疫苗纳入国家免疫规划后，流脑发病率亦是逐年降低。2014 年，全国流脑报告发病率仅为0.01/10万。20世纪50年代和60年代初期，我国每年报告白喉病例上万例，自 1978 年实施计划免疫后，白喉发病率大幅度下降，目前我国已连续多年无白喉病例报告。

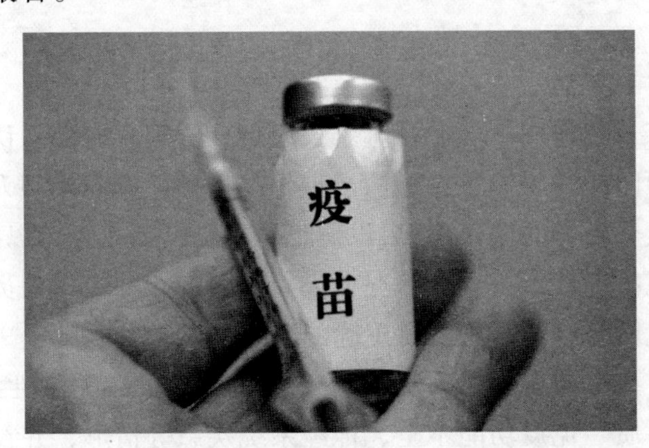

疫　苗

四、预防接种异常反应发生情况

对近年来全国疑似预防接种异常反应报告数据进行分析，未发现预防接种异常反应的数量异常增多，异常反应发生率与世界卫生组织公布的其他国家发生率基本持平，没有超出世界卫生组织公布的预期发生率范围。

不同品种的疫苗预防接种异常反应的发生率不一样，但是，以下这些情形不属于预防接种异常反应。

一是因疫苗本身特性引起的接种后一般反应；二是因疫苗质量不合格给受种者造成的损害；三是因接种单位违反预防接种工作规范、免疫程序、疫苗使用指导原则、接种方案给受种者造成的损害；四是受种者在接种时正处于某种疾病的潜伏期，接种后偶合发病；五是受种者有疫苗使用说明书规定的接种禁忌，在接种前受种者或者其监护人未如实提供受种者的健康状况和接种禁忌等情况，接种后受种者原有疾病急性复发或者病情加重；六是因心理因素发生的个体或者群体的心因性反应。

五、儿童在预防接种前应当注意哪些问题

家长的作用不容忽视。家长应带孩子到政府部门认定的合格预防接种门诊进行预防接种，在接种前应向接种人员如实提供受种者的健康状况,以便工作人员判断是否可以接种。如发现接种后出现可疑情况，应立即咨询接种工作人员，必要时就医，以便得到及时正确的处理。

在接种疫苗之前，家长应特别注意孩子有无急性疾病、过敏体质、免疫功能不全、神经系统疾患等情形，并在接种人员的指导下进行接种。例如，在新生儿接种疫苗前，家长需配合接种人员做好对新生儿健康状况的问诊和一般健康检查，提供新生儿的健康状况，包括出生时是否足月顺产、出生体重多少、新生儿出生评分情况、有无先天性出生缺陷，是否现患某种疾病等，以便接种人员正确掌握疫苗接种的禁忌证，并决定是否接种疫苗。

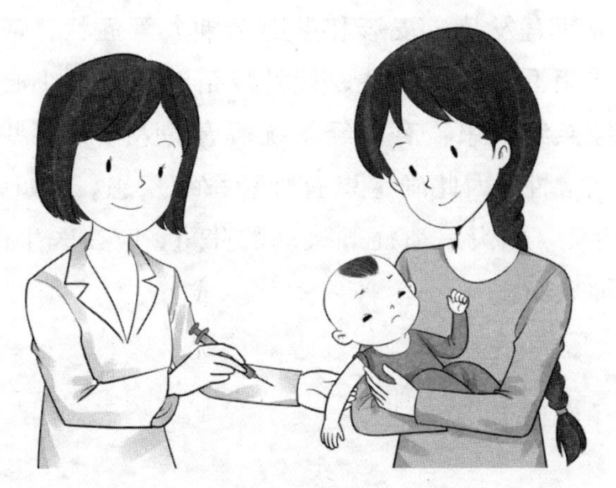

儿童注射疫苗

六、有以下情况的儿童不适宜接种疫苗

急性疾病：如果家长发现孩子正在发热，特别是体温在37.6℃以上，或同时伴有其他明显症状，应暂缓为孩子接种疫苗，待孩子康复并经过一段时间的调养后再接种疫苗。此外，如果孩子正处于某种急性疾病的发病期或恢复期，或处于某种慢性疾病的急性发作期，均应推迟疫苗的接种，待孩子康复以后再接种疫苗。

过敏体质：个别儿童有过敏体质，容易被家长忽视。有过敏体质的儿童接种疫苗后偶可引起过敏反应。所谓过敏体质，是指儿童反复接触某种物质，容易发生过敏反应，出现相应症状，其中以过敏性皮疹最为常见。如果过去接种某种疫苗时曾发生过敏反应，则应停止接种。

免疫功能不全：一般认为，儿童免疫功能不全，不仅预防接种后效果较健康人差，而且容易引起不良反应，特别是接种活疫苗时。如果儿童容易反复发生细菌或病毒感染，感染后常常伴有发热、皮疹和淋巴结肿大等症状，应怀疑其存在免疫功能不全的可能性，接种疫苗时需特别小心。

神经系统疾患：有神经系统疾患的人接种某些疫苗具有一定的危险性，因此确定患有神经系统疾患，例如患有癫痫、脑病、癔症、脑炎后遗症等疾病的儿童，应在医生的指导下，谨慎接种疫苗。

【链接】

疫苗，抗击传染病的最好盾牌

在历史的长河中，传染病、战争和饥荒可谓是为害人类的“三大魔王”。它们时常并驾齐驱，肆虐人间，不仅给人类带来痛苦与恐慌，而且也可能导致社会的衰退，甚至国家的消亡。但是，人类并未因此而退却，而是在与“三大魔王”的较量中求生存。就拿传染病来说，人类从无数次挫折和失败中吸取了经验和教训，始终不渝地探寻着控制传染病的对策，以顽强的毅力和不屈的抗争，演绎出一部可歌可泣的传染病斗争史。

传染病是由病原微生物（包括寄生虫）所引起的一组具有传染性的常见病、多发病，可迅速传播，造成流行，严重危害着人们的健康，甚至导致大量患者的死亡。能造成传染病流行的不外乎三个主要环节，即传染源、传染途径和易感人群。这三个环节必须同时存在，互相配合，流行才会形成。若流行已经形成，只要切断任何一个环节，流行即告终止。因此，我们要防治传染病，就必须从这三大环节入手。

首先，要管理和控制传染源。对于绝大多数传染病来说，患者是最重要的传染源，治愈患者实际上也是控制传染源的过程。比如，流行性出血热的传染源是老鼠，消灭老鼠就是为了消灭传染源，还有国家对家犬的管理以及对新冠肺炎确诊患者的隔离治疗，对患者家属的严密监测和检疫，以及对疑似病例的密切观察和严格管理，也都是为了控制传染源。

其次，要切断传播途径。专家提倡，我们外出要戴口罩，注意保持室内空气流通，就是为了切断呼吸道传染病的传播途径。不喝生水，不吃变质食物，肉类和水产品宜煮熟再吃，水果、蔬菜要洗干净再吃，就是为了防止水源性和食源性传染病的传播。勤洗手，对预防流感有非常显著的效果。

再次，要保护易感人群。所谓易感人群，是指对某种传染病缺乏抵抗力，容易受到感染的人。接种疫苗是保护易感人群的最好办法，现在很多疾病可以通过接种疫苗来预防。疫苗的发明可谓人类发展史上一件具有里程碑意义的事件。一种新的传染病刚刚流行，从来没有感染过这种疾病的人都是易感者。由于有些疾病尚无可接种的疫苗，在疾病流行期间，我们尤其要注意均衡饮食，增加营养，避免过度疲劳，注意锻炼身体，增强机体的抗病能力。

在这三大环节中，管理、控制传染源，切断传播途径，对控制传染病流行确实是行之有效的办法。但是，由于传染病的复杂性，这种“有效”是相对于群体而言的。具体到个人有时则防不胜防，难以做到滴水不漏和万无一失。唯独保护易感人群，主动权是掌握在我们自己手中的。尤其是通过接种疫苗，提高人体的免疫力，不仅可以帮助易感人群预防传染病，甚至还可以在全球范围内消灭传染病。例如，天花已经灭绝，脊髓灰质炎现已基本消灭，这都是疫苗的功劳。可以说，疫苗是人类抗击传染病的最好盾牌。

结 语

青少年是国家和民族的希望，从大处讲，青少年健康，国家才不孱弱；从小处说，青少年时期需要为人一生的身体健康和个人发展打下良好的基础。在此和青少年朋友们分享关于健康的感受。

第一，健康成就美好人生。每个人都有自己的人生，有的人生是快乐的，有的人生是辛苦的，有的人生是拼搏的，有的人生是充实的，总的来说没有人能随随便便成功。大多数人的人生之路都不是一帆风顺的，成功或者失败都是家常便饭。拼搏时健康的体魄是成功的保证，失败时健康的身体是支撑你翻盘的基础，否则，即便成功了，拖着一个病弱的身体也不能享受到成功的快乐。可以说，我们的事业、财富、理想甚至爱情都是依附在健康之上的。健康的身心是成就一切宏图伟业的基石，可以支撑你渡过各种难关，迎接一个又一个的挑战，到达成功的彼岸，成就美好的人生。

第二，医生不是万能的。尽管现代医学科学持续高速进步，如今最好的医生能做的也只是偶尔治愈，常常缓解，总能安慰。治愈是有时的，不是时时的，医学也不能治愈一切疾病，不能治愈每一个病人。个人也不要盲目相信医学的本事，对医学产生不切实际的幻想。防控新冠肺炎，就得戴口罩、勤洗手；预防慢性病，就得戒烟限酒、适量运动；开展爱国卫生运动，改善人居环境，更是被实践证明了的促进全民健康的有力措施，而这些都不是依靠医生就能做到的，维护健康需要个人、社会、政府的共同努力。

第三，再精密的机器也需要维护保养。我们最熟悉的人体构造奇妙，它精准运行，各种感官异常敏锐，理解能力令人惊叹。相信你们也一定发现了，东西越精密，一旦受损，就越难修复。世界卫生组织就指出，当前影响人类健康和寿命的因素包括四个方面，一是生物学因素（指遗传和心理），占 15%；二是环境因素（包括自然环境与社会环境），占 17%；三是卫生服务因素，占 8%；四是个人行为与生活方式因素，占 60%。要维护人体机能的良好运转，个人的作用最重要。我们要注重自我保健，改变不良行为习惯，践行科学、文明、健康的生活方式。有些人觉得自己年轻，身体好，经常暴饮暴食、沉迷网络、熬夜玩乐，这都是对自身健康的摧残，长期下去，会给个人、家庭、社会造成沉重负担。我们要努力做到合理饮食、早睡早起、适量运动、戒烟限酒、心理平衡。保持这些良好的习惯，就是对人体这部精密机器最好的维护保养。

每个人都是自己健康的第一责任人，我的健康我做主！